W. Gaebel ■ H. Spiessl ■ T. Becker ■ (Hrsg.)

Routinedaten in der Psychiatrie

W. Gaebel H. Spiessl T. Becker
(Hrsg.)

Routinedaten in der Psychiatrie

Sektorenübergreifende Versorgungsforschung
und Qualitätssicherung

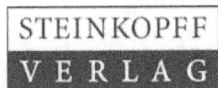

Prof. Dr. med. WOLFGANG GAEBEL
Klinik und Poliklinik für Psychiatrie und Psychotherapie
Heinrich-Heine-Universität
LVR-Klinikum Düsseldorf
Bergische Landstraße 2, 40629 Düsseldorf

Priv.-Doz. Dr. med. HERMANN SPIESSL
Klinik für Psychiatrie, Psychotherapie und Psychosomatik
Bezirkskrankenhaus Landshut
Prof.-Buchner-Straße 22, 84034 Landshut

Prof. Dr. med. THOMAS BECKER
Klinik für Psychiatrie und Psychotherapie II der Universität Ulm
Bezirkskrankenhaus Günzburg
Ludwig-Heilmeyer-Straße 2, 89312 Günzburg

ISBN 978-3-7985-1874-2 Steinkopff Verlag

Bibliografische Information Der Deutschen Nationalbibliothek
Die Deutsche Nationalbibliothek verzeichnet diese Publikation
in der Deutschen Nationalbibliografie; detaillierte bibliografische
Daten sind im Internet über http://dnb.d-nb.de abrufbar.

Dieses Werk ist urheberrechtlich geschützt. Die dadurch begründeten Rechte, insbesondere die der Übersetzung, des Nachdrucks, des Vortrags, der Entnahme von Abbildungen und Tabellen, der Funksendung, der Mikroverfilmung oder der Vervielfältigung auf anderen Wegen und der Speicherung in Datenverarbeitungsanlagen, bleiben, auch bei nur auszugsweiser Verwertung, vorbehalten. Eine Vervielfältigung dieses Werkes oder von Teilen dieses Werkes ist auch im Einzelfall nur in den Grenzen der gesetzlichen Bestimmungen des Urheberrechtsgesetzes der Bundesrepublik Deutschland vom 9. September 1965 in der jeweils geltenden Fassung zulässig. Sie ist grundsätzlich vergütungspflichtig. Zuwiderhandlungen unterliegen den Strafbestimmungen des Urheberrechtsgesetzes.

Steinkopff Verlag
ein Unternehmen von Springer Science+Business Media
www.steinkopff.com

© Steinkopff Verlag 2009

Die Wiedergabe von Gebrauchsnamen, Handelsnamen, Warenbezeichnungen usw. in diesem Werk berechtigt auch ohne besondere Kennzeichnung nicht zu der Annahme, dass solche Namen im Sinne der Warenzeichen- und Markenschutz-Gesetzgebung als frei zu betrachten wären und daher von jedermann benutzt werden dürften.

Produkthaftung: Für Angaben über Dosierungsanweisungen und Applikationsformen kann vom Verlag keine Gewähr übernommen werden. Derartige Angaben müssen vom jeweiligen Anwender im Einzelfall anhand anderer Literaturstellen auf ihre Richtigkeit überprüft werden.

Redaktion: Dr. Annette Gasser   Herstellung: Klemens Schwind
Umschlaggestaltung: WMX Design GmbH, Heidelberg
Umschlagabbildung: © BADO-Bogen: Max Schiefele – info@max-schiefele.de
© Photo: Klaus Rüschhoff, Springer Medizin Verlag
Satz: K+V Fotosatz GmbH, Beerfelden

SPIN 12542727   85/7231-5 4 3 2 1 0

Vorwort

Der vorliegende Band basiert auf dem Hauptstadtseminar der Deutschen Gesellschaft für Psychiatrie, Psychotherapie und Nervenheilkunde (DGPPN) mit dem Thema „Routine-Daten in der Psychiatrie. Entwicklung eines Daten-Sets zur sektorenübergreifenden psychiatrischen Versorgungsforschung und Qualitätssicherung", das am 17. Juni 2008 im Langenbeck-Virchow-Haus zu Berlin stattfand.

Das Hauptstadtseminar war in drei Themenblöcke gegliedert:
1. Routine-Daten aus klinischer Sicht
2. Routine-Daten: Sektorübergreifende Qualitätssicherung
3. Routine-Daten: Ökonomie und Public Health

Mitte der neunziger Jahre war im Auftrag der DGPPN von Cording und Mitarbeitern eine Psychiatrische Basisdokumentation („DGPPN-BADO") entwickelt worden, die für die klinikvergleichende Qualitätssicherung einsetzbar sein und neben einer störungsübergreifenden Dokumentation auch die Abbildung von Ergebniskriterien umfassen sollte. Später folgten Basisdokumentations-Systeme für spezielle Anwendungen wie die Psychotherapie, Forensik, Psychiatrische Institutsambulanzen, Psychoonkologie, Konsiliar- und Liaisonpsychiatrie, die Kinder- und Jugendpsychiatrie und -psychotherapie sowie für komplementäre psychiatrische Dienste. Die Hauptfunktion dieser BADO-Instrumente ist die Bereitstellung von Basisdaten zur Unterstützung des Klinikmanagements, des Qualitätsmanagements, der Versorgungsforschung und zur Unterstützung der Bearbeitung gesundheitsökonomischer Fragestellungen. So ist unklar, wie viele stationäre psychiatrische Einrichtungen die BADO anwenden, in welchem Umfang die diversen Varianten zum Einsatz kommen, und wie vollständig die erhobenen Daten sind. Zwar wurden Publikationen unter Verwendung von BADO-Daten von einigen Arbeitsgruppen vorgelegt, jedoch fehlt bis heute eine bundesweite Auswertung der BADO-Datensätze.

Diesem Mangel an Daten steht ein großer Bedarf für Zwecke der Qualitätssicherung gegenüber, der seine gesetzliche Grundlage in § 137 des SGB V hat. Hier wird festgeschrieben, dass für die Qualitätssicherung möglichst sektorenübergreifend abgestimmte Indikatoren und Instrumente zu entwickeln sind, und dass die hierfür notwendigen Dokumentationssysteme zu entwickeln sind. Die BADO stellt hier sicher eine gute Ausgangsbasis für den Bereich Psychiatrie und Psychotherapie dar. Fortschritte sind auch durch ein von der DGPPN initiiertes Forschungsprojekt der psychiatrischen Kliniken der Universitäten Göttingen (P. Falkai) und Düsseldorf (W. Gaebel) zu erwarten, in dem sektorenübergreifende Qualitätsindikatoren für die Psychiatrie in den Bereichen Schizophrenie, Demenz, Alkoholabhängigkeit und Depressionen entwickelt werden sollen. Neue Aspekte ergeben sich aber auch durch die künftige Einführung eines pauschalierenden Entgeltsystems für die stationären und teilstationären Bereiche der Psychiatrie, Psychosomatik und Kinder- und Jugendpsychiatrie. Dieses wird zwar auf der Grundlage der PsychPV-Klassifikation entwickelt, dürfte jedoch auch neue Ansprüche an die Güte und „Tiefe" der Falldokumentation im Fachgebiet Psychiatrie und Psychotherapie stellen. Es drängen sich daher eine Reihe von Fragen auf, die auch im Rahmen des Hauptstadtseminars diskutiert wurden:

1. Muss die BADO aufgrund neuer Anforderungen inhaltlich überarbeitet werden?
2. Müssen die verschiedenen BADO-Varianten wieder auf ein gemeinsames Kernmodul zurückgeführt werden?
3. Kann die BADO flächendeckend mit hohem „Erfüllungsgrad" und bei hoher Dokumentationsqualität umgesetzt werden, um Grundlage eines sektorenübergreifenden Qualitätssicherungssystems zu werden?
4. Wie kann eine wissenschaftliche Begleitforschung zur Implementierung und der Datenqualität der BADO umgesetzt werden?
5. Wie können BADO-Daten einer wissenschaftlichen Auswertung zugänglich gemacht werden?

All jenen, die am Hauptstadtseminar „Routine-Daten in der Psychiatrie. Entwicklung eines Daten-Sets zur sektorenübergreifenden psychiatrischen Versorgungsforschung und Qualitätssicherung" beteiligt waren, gebührt neben den Mitarbeiterinnen und Mitarbeitern der Hauptgeschäftsstelle der DGPPN in Berlin unter Leitung von T. Nesseler Dank. Dieser gilt auch allen Referenten, die mit ihren Beiträgen den vorliegenden Band ermöglicht haben. Mögen die hier zusammengeführten Kapitel zur Verbesserung der Dokumentation in unserem Fachgebiet mit dem Ziel einer Optimierung der Versorgung von Menschen mit psychischen Störungen beitragen.

Düsseldorf, Landshut und Günzburg/Ulm,   WOLFGANG GAEBEL
im März 2009   HERMANN SPIESSL
    THOMAS BECKER

Inhaltsverzeichnis

1 Routinedaten aus klinischer Sicht

1.1 Von der BADO zum sektorübergreifenden Datenset .   1
H. Spiessl

1.2 Routinedaten in der Dokumentation unfreiwilliger
Unterbringungs- und Behandlungsmaßnahmen   7
H.J. Salize, A. Spengler, H. Dressing

1.3 Routinedaten – die Perspektive psychiatrischer
Abteilungen an Allgemeinkrankenhäusern   17
F.M. Böcker

1.4 Routinedaten in der Psychosomatik – eine Kritik ..   23
M. Linden, B. Geiselmann

1.5 Routinedaten
in der psychiatrischen Institutsambulanz (PIA)   31
A. Spengler

1.6 Routinedaten im komplementären Bereich   38
M. Schützwohl, T.W. Kallert

1.7 Routinedaten – die Perspektive der Niedergelassenen   44
F. Bergmann

2 Sektorübergreifende Qualitätssicherung

2.1 Routinedaten und Qualitätssicherung   49
B. Janssen

2.2 Routinedaten – Klinische Pfade
und Krankenhausinformationssystem   52
F. Godemann, I. Hauth

2.3 Routinedaten und Versorgungsleitlinien 58
S. Weinmann

2.4 Routinedaten in der Psychopharmakotherapie 70
T. Messer, G. Laux, M. Schmauss

2.5 Bedeutung und Einsatzmöglichkeiten
von Qualitätsindikatoren aus Sicht
des AOK-Bundesverbandes 77
C. Roick

3 Routinedaten im Spannungsfeld von Ökonomie und „Public Health"

3.1 Routinedaten: gesundheitsökonomische Perspektive   87
H.-H. König, A. Konnopka

3.2 Personenzentrierter Ansatz und Entgeltsystem 94
H. Kunze

3.3 Routinedaten: gesundheitspolitische Perspektive . . . 99
H. Hausner

Die Verwendung von Routinedaten in der Qualitätssicherung in Psychiatrie und Psychotherapie
Zusammenfassung und Ausblick 105
T. Becker, H. Spiessl, J. Zielasek, W. Gaebel

Sachverzeichnis 115

Autorenverzeichnis

BECKER, T., Prof. Dr.
Klinik für Psychiatrie
und Psychotherapie II
der Universität Ulm
Bezirkskrankenhaus Günzburg
Ludwig-Heilmeyer-Straße 2
89312 Günzburg

BERGMANN, F., Dr.
Theaterplatz 17
52062 Aachen

BÖCKER, F. M., PD Dr.
Kreiskrankenhaus
Saale-Unstrut Naumburg
Abteilung für Psychiatrie
und Psychotherapie
Friedensstraße 7
06618 Naumburg-Saale

DRESSING, H., Prof. Dr.
Zentralinstitut
für Seelische Gesundheit
J 5
68159 Mannheim

GAEBEL, W., Prof. Dr.
Klinik und Poliklinik
für Psychiatrie
und Psychotherapie
Heinrich-Heine-Universität
LVR-Klinikum Düsseldorf
Bergische Landstraße 2
40629 Düsseldorf

GEISELMANN, B., Dr.
Reha-Zentrum Seehof der
Deutschen Rentenversicherung
Bund und Forschungsgruppe
Psychosomatische Rehabilitation
an der Charité
Universitätsmedizin Berlin
Lichterfelder Allee 55
14513 Teltow/Berlin

GODEMANN, F., PD Dr.
St. Joseph-Krankenhaus
Berlin-Weißensee
Gartenstraße 1
13088 Berlin

HAUSNER, H., Dr. Dr.
Klinik und Poliklinik
für Psychiatrie, Psychosomatik
und Psychotherapie
der Universität
am Bezirksklinikum Regensburg
Universitätsstraße 84
93053 Regensburg

HAUTH, I., Dr.
St. Joseph-Krankenhaus
Berlin-Weißensee
Gartenstraße 1–5
13088 Berlin-Weißensee

JANSSEN, B., Dr.
Klinik und Poliklinik
für Psychiatrie
und Psychotherapie
Heinrich-Heine-Universität
LVR-Klinikum Düsseldorf
Bergische Landstraße 2
40629 Düsseldorf

KALLERT, T. W., Prof. Dr.
Park-Krankenhaus
Leipzig-Südost GmbH
Klinik für Psychiatrie,
Psychotherapie
und Psychosomatik
Morawitzstraße 2
04289 Leipzig

KÖNIG, H.-H., Prof. Dr.
Universität Leipzig
Klinik und Poliklinik
für Psychiatrie
Liebigstraße 26
04103 Leipzig

KONNOPKA, A.
Universität Leipzig
Klinik und Poliklinik
für Psychiatrie
Liebigstraße 26
04103 Leipzig

KUNZE, H., Prof. Dr.
Aktion Psychisch Kranke e.V.
Oppelner Straße 130
53119 Bonn

LAUX, G., Prof. Dr.
Inn-Salzach-Klinikum gGmbH
Psychiatrie, PT,
Psychosomatische Medizin
und Neurologie
Gabersee 7
83512 Wasserburg am Inn

LINDEN, M., Prof. Dr.
Reha-Zentrum Seehof der
Deutschen Rentenversicherung
Bund und Forschungsgruppe
Psychosomatische Rehabilitation
an der Charité
Universitätsmedizin Berlin
Lichterfelder Allee 55
14513 Teltow/Berlin

MESSER, T., PD Dr.
Bezirkskrankenhaus Augsburg
Dr.-Mack-Straße 1
86156 Augsburg

ROICK, C., Dr.
AOK-Bundesverband
Stabsbereich Medizin
Rosenthaler Straße 31
10178 Berlin

SALIZE, H. J., Prof. Dr.
Arbeitsgruppe
Versorgungsforschung
Zentralinstitut
für Seelische Gesundheit
J 5
68159 Mannheim

SCHMAUSS, M., Prof. Dr.
Bezirkskrankenhaus Augsburg
Dr.-Mack-Straße 1
86156 Augsburg

SCHÜTZWOHL, M., Dr.
Klinik und Poliklinik
für Psychiatrie
und Psychotherapie
Universitätsklinikum
Carl Gustav Carus
an der Technischen Universität
Dresden
Fetscherstraße 74
01307 Dresden

SPENGLER, A., Prof. Dr.
Rotdornstraße 10
31515 Wunstorf

SPIESSL, H., PD Dr.
Klinik für Psychiatrie,
Psychotherapie
und Psychosomatik
Bezirkskrankenhaus Landshut
Prof.-Buchner-Straße 22
84034 Landshut

WEINMANN, S., Dr. Dr.
Institut für Sozialmedizin,
Epidemiologie
und Gesundheitsökonomie
Charité Universitätsmedizin
Berlin
Luisenstraße 57
10117 Berlin

ZIELASEK, J., PD Dr.
Klinik und Poliklinik
für Psychiatrie
und Psychotherapie
Heinrich-Heine-Universität
LVR-Klinikum Düsseldorf
Bergische Landstraße 2
40629 Düsseldorf

1 Routinedaten aus klinischer Sicht

1.1 Von der BADO zum sektorübergreifenden Datenset

H. Spiessl

Einleitung

Die psychiatrische Basisdokumentation (BADO) hat eine lange Geschichte, beginnend mit dem „Normalschema" von Flemming 1846, der DGPN-BADO von Dilling und Mitarbeitern 1982 und schließlich der DGPPN-BADO von Cording und Mitarbeitern 1995 [2]. Daneben wurden in den letzten zehn Jahren weitere „BADOs" entwickelt, z. B. Psy-BADO oder PsyBaDo-PTM für den Bereich Psychosomatik und Psychotherapie, BADO-K für den gemeindepsychiatrischen komplementären Bereich, AmBADO für psychiatrische Institutsambulanzen, CL-BADO für den Konsil- und Liaisondienst oder PO-BADO für den Bereich der Psychoonkologie.

1.1.1 Inhalte der DGPPN-BADO

Die von der DGPPN empfohlene Form für die bundesweite Dokumentation in psychiatrisch-psychotherapeutischen Kliniken und Abteilungen erfasst über 70 soziodemografische und erkrankungsbezogene Variablen, die im Routinebetrieb für jeden stationären Patienten erhoben werden [2, 5]. Wichtige soziodemografische Variablen sind dabei Alter, Geschlecht, Familienstand, Wohnsituation oder aktuelle berufliche Situation, wesentliche krankheitsbezogene Variablen neben den Diagnosen sind z. B. Ersterkrankungsalter, Erkrankungsdauer, Dauer der aktuellen Episode, Suizidalität und aggressives Verhalten, Schweregrad der Erkrankung (CGI) und psychosoziales Funktionsniveau (GAF), Rechtsgrundlage und Variablen, die die diagnostischen und therapeutischen Maßnahmen und die damit gegebenenfalls verbundenen Probleme (z. B. Therapieresistenz) während der stationären Behandlung erfassen. Eine Reihe dieser Variablen erscheinen als Indikatoren geeignet, die Prozessqualität und die Ergebnisqualität in psychiatrisch-psychotherapeutischen Kliniken und Abteilungen zu beschreiben:

- Prozessqualität: diagnostische Maßnahmen, Psychopharmakotherapie, Probleme bei der Psychopharmakotherapie, andere somatische Therapien, Psychotherapie, Probleme bei der Psychotherapie, Soziotherapie. Komplikationen: Todesfälle, Suizidalität, Aggression, Fixierung, Entweichung, Entlassung gegen ärztlichen Rat.
- Ergebnisqualität: psychosoziales Funktionsniveau (GAF), Schweregrad der Erkrankung (CGI), soziales Outcome, (kumulierte) Verweildauer, Wiederaufnahmerate.

1.1.2 BADO als Instrument der Versorgungsforschung und Qualitätssicherung

Seit Einführung der DGPPN-BADO wurden zahlreiche Evaluationen mit zum Teil sehr hohen Fallzahlen durchgeführt. Die Auswertungen erbrachten plausible und klinisch relevante Daten, zeigten aber bei einigen Variablen auch Defizite auf. So konnten einerseits aufwändige Studien wie die ABC-Studie zum „age at onset" von Schizophrenien anhand der BADO-Daten genau repliziert und die Validität der Daten somit belegt werden, andererseits ergaben sich z. B. in einer Vergleichsstudie klinische Diagnose versus Diagnose mittels SKID zum Teil erhebliche Unterschiede in der Diagnosestellung, was die Validität und Reliabilität der dann von den behandelnden Ärzten und Psychologen in die BADO eingetragenen Diagnosen in Frage stellt [15].

Evaluationen der BADO können auf der Basis einer großen Fallzahl (meist mehrere 10000) über einen langen Zeitraum (über 10 Jahre) und auch klinikübergreifend erfolgen; es können fallbezogene wie auch personenbezogene Auswertungen gemacht werden. Aufgrund fehlender Fallregister in Deutschland ist dies eine Stärke der BADO.

Mit der DGPPN-BADO konnten in den letzten Jahren zu wichtigen Prozess- und Outcomevariablen eine Vielzahl auch gesundheitspolitisch wichtiger Daten geliefert werden, z. B. zu Verweildauer, Wiederaufnahmerate und Grad der Besserung [16]. Zu klinisch wichtigen Themen wie z. B. Suizidalität, Aggression oder „high utilizer" in der stationär-psychiatrischen Behandlung konnten durch umfangreiche, methodisch aufwändige Auswertungen der routinemäßig erhobenen BADO-Daten wertvolle Ergebnisse nicht nur bezüglich der Häufigkeiten, sondern auch bezüglich deren Einflussfaktoren und zur Prädiktion gewonnen werden [10, 12, 13]. Zahlreiche krankheitsbezogene BADO-Auswertungen wie z. B. zu Schizophrenien, Depressionen, bipolaren affektiven Störungen, Intelligenzminderung und deren Behandlung erbrachten plausible Resultate und konnten oftmals Ergebnisse aufwändiger wissenschaftlicher Studien bestätigen und neue versorgungsrelevante Erkenntnisse erbringen [7, 8, 14, 17]. Auch Behandlungswege psychiatrischer Patienten konnten nachgezeichnet und Konsequenzen für die Versorgung abgeleitet werden [6]. Außerdem fanden umfassende Therapieevaluationen [18, 19] und Evaluationen der stationären Versorgung einer Region [9] statt.

1.1.3 Funktionen der DGPPN-BADO

Insgesamt hat sich die DGPPN-BADO – unter Berücksichtigung ihrer Limitationen und bei adäquater Methodik in der Auswertung – als ein wichtiges, ausreichend valides und reliables Instrument der Qualitätssicherung, der Versorgungsforschung, des Klinikmanagements und des medizinischen Controllings erwiesen. Sie liefert auch eine Datenbasis für wissenschaftliche Studien und für eine Reihe weiterer Dokumentationen innerhalb und außerhalb der psychiatrisch-psychotherapeutischen Klinik:
- Krankengeschichte/(Kurz-)Arztbrief,
- Sofortinfo bei Aufnahme,
- klinikinterne Quartalsberichte,
- Fehlbelegungsprüfungen (MDK),
- Leitlinienkonformität (DGPPN),
- strukturierte Qualitätsberichte gemäß § 137 SGB V,
- Krankenhausvergleiche („Benchmarking"),
- Zertifizierungsverfahren (EFQM, KTQ, DIN EN ISO),
- regionale Psychiatrieberichterstattung,
- Gesundheitsberichterstattung (GBE) der Länder und des Bundes.

1.1.4 Kritik und Limitationen der DGPPN-BADO

Dennoch lässt die Kritik an der psychiatrischen Basisdokumentation nicht nach, gerade in Zeiten zunehmenden ökonomischen Drucks, bei geringeren personellen Ressourcen und zunehmenden administrativen Aufgaben [11]. In manchen Kliniken für Psychiatrie und Psychotherapie wurde die DGPPN-BADO auf ein Minimum reduziert, Auswertungen finden oft nicht mehr statt, Datenfriedhöfe entstehen.

Zudem hält die Diskussion um die Güte der in der BADO verwendeten Qualitätsindikatoren hinsichtlich ihrer Validität, Reliabilität, Objektivität, Praktikabilität, Transparenz und Patientenorientierung an. Neben den Problemen bei der Implementierung der BADO in ein Klinikinformationssystem (KIS) wird zudem berechtigterweise kritisch angemerkt, dass keine ereignisbezogene Dokumentation möglich ist [3] und eine personenbezogene, sektorübergreifende Datenerfassung nicht gegeben ist. Letzteres erfordert aber eine Weiterentwicklung nicht nur der DGPPN-BADO, sondern der gesamten Basisdokumentation im ambulanten, stationären und komplementären Bereich der Psychiatrie und Psychotherapie.

1.1.5 Weiterentwicklung und Revision der DGPPN-BADO

Auch unabhängig von der wünschenswerten Entwicklung eines sektorübergreifenden Datensets erscheint eine Revision der DGPPN-BADO nach nun über zehnjährigem Einsatz erforderlich. Eine solche Revision sollte auf evidenzbasierten Grundlagen (z. B. Missinganalysen vorhandener Daten, BADO-Evaluationen, Analyse der Güte der Qualitätsindikatoren, Anwenderbefragung) und im Vergleich mit anderen „BADO" sowie im Hinblick auf Forderungen der Qualitätsberichterstattung erfolgen.

Grundzüge einer solchen, auf den genannten Grundlagen basierenden Revision der DGPPN-BADO könnten sein:
- deutliche Straffung soziodemografischer und krankheitsbezogener anamnestischer Variablen,
- genauere Spezifikation des Behandlungsprozesses (insb. Aktualisierung der Items zur Psychopharmakotherapie),
- Erweiterung der Outcomeevaluation um subjektive Komponente (Lebensqualität, Patientenzufriedenheit),
- bessere Operationalisierung der Variablen zum sozialen Outcome (Wohnen, Arbeit, Kontakte),
- gegebenenfalls Ergänzung mit Variablen zur Behandlungsbedürftigkeit (MDK).

Ein Lösungsweg könnte ein modularer Aufbau der psychiatrischen Basisdokumentation sein, d.h. neben Basisvariablen werden zusätzliche Module gebildet, z. B.
- abteilungsspezifisch:
  Sucht, Gerontopsychiatrie, Psychosomatik, Forensik, ...
- diagnosenspezifisch:
  Depression, Schizophrenie, Demenz, ...
- therapiebezogen:
  Psychopharmakotherapie, Psychotherapie, ...
- ereignisbezogen:
  Zwangsmaßnahmen, Gewalt, Suizidalität, ...

Eine Weiterentwicklung des modularen Systems könnte sich durch die Kombination der DGPPN-BADO mit den oben genannten anderen Basisdokumentationen (z.B. AmBADO, BADO-K) ergeben, wenn sektorübergreifende Kernkriterien definiert werden, die dann modular mit sektorspezifischen Kriterien ergänzt werden. Somit wäre eine personenzentrierte Evaluation sektorübergreifend auch im Längsschnitt möglich.

Die Weiterentwicklung der DGPPN-BADO würde damit auch einem neuen Paradigma psychiatrischer Qualitätssicherung [1] entsprechen, das neben den institutionszentrierten Auswertungen auch personenzentrierte Evaluationen des Langzeitoutcomes vorsieht und damit den Interessen der Betroffenen wie auch der gesamtgesellschaftlichen Perspektive besser gerecht wird.

1.1.6 Entwicklung eines sektorübergreifenden Datensets

Möglicherweise greifen aber die genannten Vorschläge zu kurz und andere Parameter sind erforderlich, um die Versorgung psychisch Kranker sektorübergreifend abzubilden.

Ein sehr guter Ansatz dazu findet sich z.B. im so genannten Health Care Quality Indicators Project (HCQI) der OECD-Länder, in dem in einem strukturierten Reviewprozess nach festgelegten Auswahlkriterien (Bedeutung der Indikatoren für Versorgung, Wissenschaftlichkeit, Machbarkeit) Indikatoren der Versorgung ausgewählt wurden [20]. Im Ergebnis ergaben sich zwölf Indikatoren zur Erfassung der Behandlungskontinuität (4), der Koordination (1), der Behandlung (6) und des Behandlungsergebnisses (1). Diese erfassen einerseits, allerdings sehr grob, die Ergebnisqualität (Mortalität bei schwerer seelischer Erkrankung), andererseits sehr spezifische Aspekte der Prozessqualität (z. B. Verwendung anticholinerger Antidepressiva bei älteren Patienten). Relevante Indikatoren sind z. B. die Zahl der stationären Wiederaufnahmen, die Zahl der ambulanten Kontakte oder die Kontinuität der Behandlung mit Antidepressiva.

Diese zwölf Indikatoren allein erscheinen aber nicht ausreichend, die Versorgung psychisch Kranker in den jeweiligen Institutionen, in einer Versorgungsregion oder bundesweit abzubilden. Selbst „minimum data sets" wie in England umfassen 60 Variablen und reichen von administrativen Daten bis hin zu Variablen des Behandlungsprozesses im ambulanten und stationären Bereich [4].

Die Entwicklung eines sektorübergreifenden Datensets bedarf sicher einer Herangehensweise wie im HCQI-Projekt und sollte ausgewählte Indikatoren präzise operationalisieren. Ein Anhalt könnten folgende, von der Joint Commission on Accreditation of Healthcare Organization (JCAHO) vorgestellte, qualitätsrelevante Kriterien der Versorgung sein:

- Zugänglichkeit der Versorgung („accessability"),
- Rechtzeitigkeit der Versorgung („timeliness"),
- Angemessenheit der Versorgung („appropriateness"),
- Kontinuität der Versorgung („continuity"),
- Wirksamkeit in der Versorgungspraxis („effectiveness"),
- Wirksamkeit unter Idealbedingungen („efficacy"),
- Wirtschaftlichkeit der Versorgung („efficiency"),
- Patientenorientierung in der Versorgung („patient perspective"),
- Sicherheit in der Versorgungsumgebung („safety").

1.1.7 Resümee und praktische Folgerungen

Als Resümee lässt sich ziehen, dass die DGPPN-BADO in den letzten Jahren eine unverzichtbare Datengrundlage für die Qualitätssicherung, die Versorgungsforschung und das Klinikmanagement darstellte.

Eine Weiterentwicklung erscheint notwendig und sollte den Erfordernissen einer sektorübergreifenden Dokumentation gerecht werden. Die Entwicklung eines sektorübergreifenden Datensets stellt sicher das Ziel der Zukunft dar, dies erfordert aber den Konsens der beteiligten Institutionen, Kostenträger und Fachgesellschaften. Auch die Anliegen der Patienten und Angehörigen sind zu berücksichtigen. Eine sektorübergreifende Dokumentation könnte aber mehr als institutionsbezogene BADOs zu einer effektiveren und effizienteren Patientenbehandlung führen, und dies ist letztendlich das wichtigste Ziel der Qualitätssicherung und Versorgungsforschung.

Literatur

1. Cording C (2003) Plädoyer für ein neues Paradigma psychiatrischer Qualitätssicherung. Psychiat Prax 30:225–229
2. Cording C, Gaebel W, Spengler A, Stieglitz RD, Geiselhart H, John U, Netzold DW, unter Mitarbeit von Spindler P und Krischker S (1995) Die neue psychiatrische Basisdokumentation. Eine Empfehlung der DGPPN zur Qualitätssicherung im (teil-)stationären Bereich. Spektrum der Psychiatrie und Nervenheilkunde 24:3–41
3. Fähndrich E (2000) Erfahrungen mit der Basisdokumentation im klinischen Bereich. Psycho 26:381–385
4. Glover GR (2000) A comprehensive clinical dataset for mental health care in England. Soc Psychiatry Psychiatr Epidemiol 35:523–529
5. Hübner-Liebermann B, Spießl H, Spindler P, Cording C (2000) Verbesserte Erfassung des Behandlungsprozesses mit einer modifizierten BADO. Krankenhauspsychiatrie 11:102–104
6. Hübner-Liebermann B, Spießl H (2003) Wer kommt woher, wer geht wohin? – Behandlungspfade psychiatrischer Patienten. Nervenarzt 74:S66
7. Hübner-Liebermann B, Spießl H, Cording C, Hajak G (2006) Psychopharmakotherapie depressiver Patienten im Vorfeld der stationären Aufnahme. Psychopharmakotherapie 13:147–153
8. Hübner-Liebermann B, Spießl H, Cording C, Hajak G (2007) Psychopharmakotherapie schizophrener Patienten im Vorfeld der stationären Aufnahme. Psychopharmakotherapie 14:116–121
9. Kipp J, Kristen R, Kunze H, Schmied HP, Thies J (1998) Basisdokumentation: Die stationäre Versorgung einer Region durch ein Psychiatrisches Krankenhaus und eine psychiatrische Abteilung. Nervenarzt 69:782–790
10. Neuner T, Schmid R, Wolfersdorf M, Spiessl H (2008) Predicting inpatient suicides and suicide attempts by using clinical routine data? Gen Hosp Psychiatry 30:324–330
11. Putzhammer A, Senft I, Fleischmann H, Klein HE, Schmauss M, Schreiber W, Hajak G (2006) Eine Tätigkeitsanalyse in psychiatrischen Versorgungskliniken. Nervenarzt 77:372–384
12. Spießl H, Hübner-Liebermann B, Cording C (2002) Suicidal behaviour of psychiatric in-patients. Acta Psychiatr Scand 106:134–138
13. Spießl H, Hübner-Liebermann B, Binder H, Cording C (2002) „Heavy Users" in einer psychiatrischen Klinik – Eine Kohortenstudie mit 1811 Patienten über fünf Jahre. Psychiat Prax 29:350–354
14. Spießl H, Hübner-Liebermann B, Cording C (2002) Unterschiede zwischen unipolaren und bipolaren affektiven Störungen. Fortschr Neurol Psychiat 70:403–409
15. Spießl H, Binder H, Hübner-Liebermann B, Cording C (2005) Wie gut ist die psychiatrische Basisdokumentation, was kann sie leisten und brauchen wir sie überhaupt? Nervenarzt 76:357
16. Spießl H, Binder H, Cording C, Klein HE, Hajak G (2006) Klinikpsychiatrie unter ökonomischem Druck. Dt Ärztebl 103:2549–2552
17. Spießl A, Binder H, Cording C, Klein HE, Spießl H (2008) Patienten mit Intelligenzminderung in der psychiatrischen Klinik. Psychiat Prax 35:67–72

18. Spießl H, Hübner-Liebermann B, Schmid R, Cording C, Adler L (2008) Psychotherapie in der stationär-psychiatrischen Versorgung. Psychotherapie 13:50–55
19. Wetterling T, Junghanns K, Müßigbrodt H, Freyberger HJ, Dilling H (1997) Erfassung der Therapieergebnisse im Rahmen der Qualitätssicherung in einer psychiatrischen Klinik. Nervenarzt 68:742–751
20. www.oecd.org/dataoecd/28/32/33865630.pdf

1.2 Routinedaten in der Dokumentation unfreiwilliger Unterbringungs- und Behandlungsmaßnahmen*

H. J. Salize, A. Spengler, H. Dressing

Einleitung

Die jüngste Intensivierung der Diskussion um Für und Wider unfreiwilliger Unterbringungen psychisch Kranker hat die Datengrundlage, auf der die Debatte geführt wird, in den Blickpunkt gerückt [2, 4, 7, 11]. Dies ist als Fortschritt zu werten, da die versorgungskonzeptionelle oder ethische Bewertung der Angemessenheit von Zwangseinweisungen psychisch Kranker auf einer soliden empirischen Datengrundlage über deren Ausmaß beruhen muss. Wenig überraschend für diejenigen, die mit den Standards der Gesundheitsberichterstattung in Deutschland näher vertraut sind, stellt sich diese Datenbasis als vage und unsicher heraus. Dies ist angesichts der Sensibilität dieses auch von einer weiteren als nur der Fachöffentlichkeit aufmerksam beobachteten Problemkreises ein unhaltbarer Zustand.

1.2.1 Rechtsgrundlagen

Zwangseinweisungen und Unterbringungen psychisch Kranker sowie Zwangsmaßnahmen an diesen erfolgen aufgrund folgender rechtlicher Grundlagen:
- Unterbringung nach den Unterbringungsgesetzen der Länder (Psych-KG, UBG) § 70 Abs.1 Satz 2 Nr. 3 FGG,
- Unterbringung nach Betreuungsgesetz, § 70 Abs.1 Satz 2 Nr. 1b, 2 FGG (§ 1906 Abs. 1-2, 3, 5 BGB),
- Vorläufige Unterbringungen durch Gericht nach § 70h Abs. 3 FGG (§ 1846 BGB); unterbringungsähnliche Maßnahmen nach § 70 Abs. 1 Satz 2 Nr. 2 FGG (§ 1906 Abs. 4 BGB).

---

* Gekürzte Version aus: Psychiat Prax (2007) 34, Supplement 2: 196–202. Georg Thieme Verlag KG

1.2.2 Verfügbare Routinedokumentationen und Datensammlungen

Will man sich eine flächendeckende Übersicht über die Zahl der auf diesen Rechtsgrundlagen erfolgenden Maßnahmen verschaffen, kann man auf keine psychiatrieinterne Datenbasis zurückgreifen, sondern ist auf die Justizberichterstattung, genauer auf die Geschäftsberichte der Amtsgerichte, angewiesen. Diese dokumentieren die entsprechenden Fälle und führen die Daten länderübergreifend zusammen [1]. Eine Datenabschöpfung auf der Ebene der psychiatrischen Kliniken und Einrichtungen, in denen diese Maßnahmen durchgeführt werden, scheitert an den uneinheitlichen Dokumentationsstrukturen dieser Einrichtungen und einem fehlenden Organ, das solche Daten psychiatrieintern zusammenführen würde.

Die Geschäftsübersichten der Amtsgerichte dokumentieren zwar die Zahl der Verfahren und teilweise deren Ausgang, sie klassifizieren die Daten jedoch naturgemäß nach juristischen und nicht nach psychiatrischen Kriterien. Damit weist die Amtsgerichtsdokumentation aus psychiatrischer Perspektive eine Vielzahl von Unzulänglichkeiten auf. Weitere Faktoren, wie z.B. das Zusammenwirken von Betreuungs- und Unterbringungsgesetz, d.h. die gleichermaßen involvierte Länder- und Bundesgesetzgebung, tragen zur Datenunschärfe bei und haben zur Folge, dass in der Justizberichterstattung

- Genehmigungen (im Unterschied zu eröffneten Verfahren) nur zum Teil ausgewiesen werden (auf Bundesebene, jedoch nicht auf Länderebene),
- unterbringungsähnliche Maßnahmen nur zum Teil von tatsächlichen Unterbringungen unterschieden werden (auf Bundesebene, jedoch nicht auf Länderebene),
- Verlängerungen bereits bestehender Maßnahmen nur teilweise spezifiziert werden (auf Bundesebene, jedoch nicht auf Länderebene),
- fürsorgliche Zurückhaltungen nicht ausgewiesen werden,
- der Ort der Maßnahme nicht dokumentiert wird (z.B. Pflegeheim oder psychiatrisches Krankenhaus).

Alle diese Unschärfen sind bedeutsam für die Bewertung der Praxis unfreiwilliger Unterbringungen psychisch Kranker, insbesondere wenn – wie in der jüngeren Literatur geschehen – vorschnelle Schlüsse bezüglich eines Anstiegs von „Zwang" in der psychiatrischen Routineversorgung hierzulande gezogen werden [7, 8]. Für eine valide Abschätzung des Umfangs von Zwangsmaßnahmen in der bundesdeutschen Psychiatrie auf der Grundlage der Amtsgerichtsdaten ergeben sich folgende methodischen Hauptprobleme:

- die Abgrenzung von Maßnahmen, die im Altenhilfe- und Pflegeheimsektor erfolgen,
- die Unterscheidung zwischen tatsächlichen Unterbringungen und unterbringungsähnlichen Maßnahmen,
- die Identifikation von Doppelzählungen (insbesondere von vorläufigen Maßnahmen, die zu regulären umgewandelt werden),
- die Differenzierung von Verfahrensausgängen (Unterscheidung von positiven und negativen richterlichen Entscheidungen).

Aus psychiatrischer Perspektive ist insbesondere die Bereinigung der Daten um die Fälle unfreiwilliger Maßnahmen, die im Pflegeheimsektor stattfinden, entscheidend. Aber Routinedokumentation oder Forschung im Alten- und Pflegeheimsektor können hierzu keine wesentlichen Beiträge leisten, obwohl in diesem Sektor das Problem als ebenso dringlich einzuschätzen ist wie in der Versorgung psychisch Kranker. So wird die Dunkelziffer von Heimbewohnern, auf die in irgendeiner Form richterlich nicht genehmigter Zwang ausgeübt wird, auf ein Drittel der gesamten Heimklientel geschätzt [9]. Dieses erschreckende Ausmaß soll jedoch im vorliegenden Kontext keine Rolle spielen, da es zum Zwecke der Verdeutlichung der prekären Datenlage im Folgenden modellhaft darum geht, den *richterlich genehmigten* Anteil von Zwangsmaßnahmen im Pflegeheimsektor zu quantifizieren und aus den Amtsgerichtstatistiken herauszurechnen.

1.2.3 Schätzszenarien Pflegeheimbereich

Es lassen sich gegenwärtig nur ganz wenige Erhebungen im Heimsektor identifizieren, die das Ausmaß von gerichtlich angeordneten Zwangsmaßnahmen an Bewohnern von Alten- und Pflegeheimen erfassen. In Freiburg wurden 1994/95 von 3084 Pflegeheimbewohnern 2,7% identifiziert, bei denen unterbringungsähnliche Maßnahmen nach § 1906 IV genehmigt worden waren [5]. In Einrichtungen der Caritas in Köln wurde in den Jahren 2001 bis 2003 der gleiche Anteil festgestellt [15]. In einer Untersuchung in München betrug der Anteil 3,8%. Hier waren zusätzlich 2,3% der Bewohner nach § 1906, I Betreuungsgesetz untergebracht [6]. In einer jüngeren Untersuchung an zirka 3300 Alten- und Pflegeheimbewohnern in Mannheim betrug der Anteil der nach § 1906, I untergebrachten Bewohner 3,1% [16]. Die Zahlen erscheinen niedrig und sind alles andere als repräsentativ. Legt man die Werte auf den gesamten Pflegeheimsektor um, um Schätzwerte für gerichtlich genehmigte Zwangsmaßnahmen in diesem Bereich zu erhalten, ergeben sich trotz der niedrigen prozentualen Anteile hohe Absolutwerte, da die Zahl der bundesdeutschen Pflegeheimplätze generell hoch und im zeitlichen Verlauf zudem deutlich ansteigend ist. Im Jahre 1991 gab es zirka 270 000 Pflegeheimplätze, die zum Jahr 2003 bereits auf 713 195 angewachsen waren [12, 13].

Nimmt man einen jeweiligen Anteil von 3% Bewohnern mit gerichtlich angeordneten Zwangsmaßnahmen aus den genannten Studien als über die Zeit konstanten Schätzwert und legt diesen an die dynamisch wachsenden Kapazitäten im Pflegeheimsektor sowie die in den Amtsgerichtstatistiken ausgewiesenen bundesweiten Unterbringungen bzw. unterbringungsähnlichen Maßnahmen an, ergeben sich Anteile zwischen 42,5% (1992) und 49,3% (2003) der Unterbringungen nach § 1906 Abs I–II aus den Amtsgerichtstatistiken, die dem Pflegeheimsektor zuzurechnen wären. Bei den unterbringungsähnlichen Maßnahmen (nach § 1906 Abs IV) ist die Dynamik größer. Hier reichen die Anteile von 84,2% (1992) bis 28,6% (2003). Der Pflegeheimanteil an unterbringungsähnlichen Maßnahmen sinkt über die Zeit, weil die Gesamtzahl der amtsgerichtlich genehmigten unterbringungsähnlichen Maßnahmen über den hier berichteten Zeitraum hinweg deutlich angestiegen war. Der Pflegeheimanteil an den tatsächlichen Unterbringungen (nach § 1906 Abs I–II) verläuft stattdessen konstanter bzw. zeigt eine leicht ansteigende Tendenz, da die amtsgerichtlich ausgewiesenen absoluten Unterbringungszahlen in deutlich geringerem Umfang angestiegen sind als die unterbringungsähnlichen Maßnahmen.

1.2.4 Zeitlicher Verlauf von Unterbringungen und unterbringungsähnlichen Maßnahmen auf Bundesebene

Unter diesen, methodisch verbesserungsfähigen, jedoch gegenwärtig kaum stärker abzusichernden Annahmen, ergeben sich die in Abbildung 1.1 dargestellten bundesweiten Zeitreihen für unfreiwillige Aufnahmen nach den Unterbringungsgesetzen der Länder sowie nach dem Betreuungsgesetz. Dabei sind unterbringungsähnliche Maßnahmen sowie die jeweiligen Anteile, die nach den beschriebenen Schätzszenarien für den Pflegeheimsektor („Heime") und den allgemeinpsychiatrischen Sektor („Psychiatrie") angenommen werden können, unterschieden.

Gemäß diesem Berechnungsszenario bleibt der Anteil zivilrechtlicher Unterbringungen im Pflegeheimsektor an allen zivilrechtlichen Unterbringungen über den beobachteten Zeitraum hinweg relativ konstant (bei zirka 42–47%). Der Anteil unterbringungsähnlicher Maßnahmen im Pflegeheimsektor an allen unterbringungsähnlichen Maßnahmen sinkt jedoch über die Zeit und betrug im Jahre 2003 zirka 28%. Der beobachtbare Anstieg der absoluten Zahl aller von den Amtsgerichten berichteten Zwangsmaßnahmen (repräsentiert durch die Gesamtsäulen in Abb. 1.1) ginge nach diesem Szenario nicht vom Alten- und Pflegeheimsektor aus, sondern würde zu wesentlichen Teilen auf der Zunahme gerichtlich genehmigter unterbringungsähnlicher Maßnahmen in der Allgemeinpsychiatrie beruhen, die deutlich stärker zunehmen als die tatsächlichen Unterbringungen, d.h. Zwangseinweisungen.

1.2.5 Bewertungsgrundlage

Hat man die Frage nach dem Beitrag des Pflegeheimsektors auf die beschriebene Art und Weise beantwortet, stellt sich das Problem der Bewertungsgrundlage, auf der ein beobachteter Anstieg der absoluten Zahl von Unterbringungen und unterbringungsähnlicher Maßnahmen in der Psychiatrie zu interpretieren ist.

Die bevölkerungsbezogene Interpretation, d.h. die Berechnung von Zwangsmaßnahmen pro Kopf der Bevölkerung („Raten") muss bei stagnierenden Einwohner- und steigenden Unterbringungszahlen zwangsläufig zur Schlussfolgerung der Zunahme von Zwangsmaßnahmen in Deutschland führen [7]. Diese Interpretation wird von den Autoren des vorliegenden

1.2 Routinedaten – Dokumentation unfreiwilliger Unterbringungs- und Behandlungsmaßnahmen

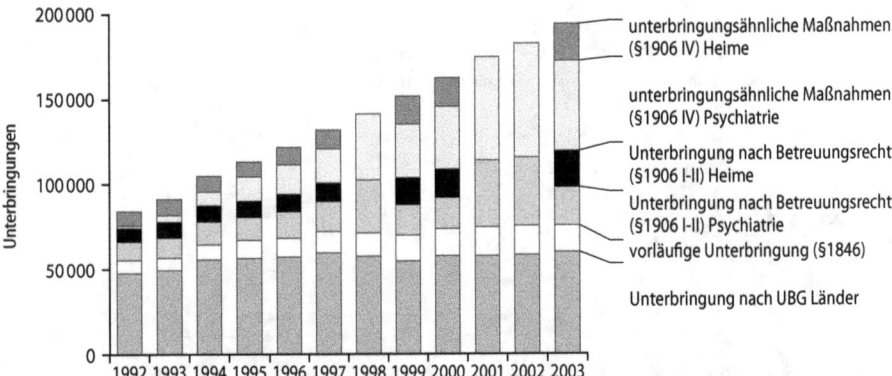

Säulen 1998, 2001 und 2002 ohne Herausrechnung des Pflegeheimanteils, da bundesweite Platzzahlen im Pflegeheim für diese Jahre seitens des Statistischen Bundesamtes nicht vorgehalten werden.
Unterbringungen nach Unterbringungsgesetzen (UBG) der Länder: Zahl der Verfahren, nicht unterteilt nach Genehmigungen oder Ablehnungen

Abb. 1.1. Zeitlicher Verlauf der Unterbringungen und unterbringungsähnlichen Maßnahmen im Bund (absolute Zahlen), unterteilt nach Maßnahmen im Pflegeheimsektor und in der Allgemeinpsychiatrie (einschl. Sucht und somatische Stationen)

Beitrages zurückgewiesen [3, 11], da nach den Regeln der versorgungsepidemiologischen Methodik die Zahl der jährlichen stationärpsychiatrischen Episoden als angemessene Vergleichbasis herangezogen werden muss. Das heißt, statt an der bevölkerungsbezogen Rate muss die Zahl der pro Jahr stattfindenden Zwangseinweisungen in die stationäre Psychiatrie an der Zahl des gesamten Behandlungsaufkommens stationärpsychiatrischer Fälle gemessen werden („Quote"). Die Gesamtzahl der stationärpsychiatrischen Episoden wird vom Statistischen Bundesamt alljährlich vorgehalten [14]. Sie steigt bei stetig sinkender Verweildauer der psychiatrischen Krankenhausepisoden seit Jahren kontinuierlich an.

Deshalb wächst die Zahl der Zwangseinweisungen in die Allgemeinpsychiatrie (berechnet nach obigem Szenario) in ähnlichem Ausmaß wie die Gesamtzahl der Aufnahmen, sodass die bundesweite Quote der Zwangseinweisungen zwischen den Jahren 1993 bis 2003 sich – im Gegensatz zur Rate – auf einem weitgehend konstanten Niveau zwischen 14% und 17% bewegt (Abb. 1.2). Auch der Anstieg der Raten verlangsamt sich auf Bundesebene deutlich, wenn die unterbringungsähnlichen Maßnahmen herausgerechnet werden, also nur die tatsächlichen Unterbringungen berücksichtigt werden.

1.2.6 Entwicklung in den Bundesländern

Neben der unterschiedlichen Unterbringungsgesetzgebung der Bundesländer trifft eine Spezifizierung der Unterbringungsraten oder -quoten auf Länderebene auf die zusätzliche methodische Schwierigkeit, dass sich die

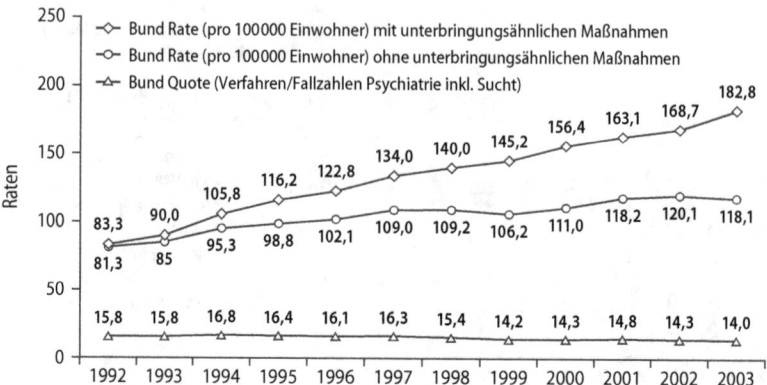

bereinigt um Pflegeheimanteile nach in diesem Artikel beschriebenen Berechnungsszenario. Die Jahre 1998, 2001, 2002 sind interpoliert wegen unbekannter Pflegeheimzahlen.
Berechnung der Quote: Unterbringungen nach „in Psychiatrie" (ohne unterbringungsähnliche Maßnahmen, ohne Heime) geteilt durch Gesamtfallzahlen Psychiatrie inkl. Sucht [14]. Quoten der Zwangsmaßnahmen sind daher gemessen an jährlichen Fallzahlen (Episoden) in psychiatrischen Krankenhäusern und Abteilungen (inkl. Sucht), nicht an den Aufnahmen, wobei die Zahlen jedoch weitgehend identisch sind. Gesamtaufnahmen in neurologischen und psychosomatischen Abteilungen sowie Kinder und Jugendpsychiatrie sind nicht einbezogen

Abb. 1.2. Bevölkerungsbezogene Rate von Zwangsmaßnahmen in der Allgemeinpsychiatrie in Deutschland (mit und ohne Einbezug unterbringungsähnlicher Maßnahmen nach § 1906 Abs. 4 BGB) sowie Anteil von Zwangsaufnahmen (ohne unterbringungsähnliche Maßnahmen) an allen Episoden in der stationärpsychiatrischen Behandlung (inkl. Sucht). Anteile des Pflegeheimsektors jeweils herausgerechnet

unterbringungsähnlichen Maßnahmen nach § 1906 Abs. IV für die Bundesländer nicht herausrechnen lassen. Die Amtsgerichtstatistiken auf Länderebene halten die Maßnahmen nach § 1906 nur für die Absätze 1 bis 5 insgesamt vor und nicht absatzspezifisch, d. h. unterteilt nach tatsächlichen Unterbringungen und unterbringungsähnlichen Maßnahmen.

Damit ist eine Modellierung, die die Pflegeheimanteile entsprechend den bundesweiten Zahlen differenziert, auf Länderebene nicht möglich. Soll nicht gänzlich auf die Berechnung länderspezifischer Indikatoren unfreiwilliger Aufnahmen in die Allgemeinpsychiatrie verzichtet werden, muss ein weiterer, länderübergreifender Schätzwert für die Pflegeheimanteile in die Berechnung eingeführt werden. Dieser wurde von uns aufgrund der oben beschriebenen Erkenntnisse der bundesdeutschen Gesamtlage pauschal auf 50% der Unterbringungen *und* unterbringungsähnlichen Maßnahmen nach Betreuungsrecht (§ 1906, Abs. I–V) geschätzt. Dieser Wert wurde dann in die Berechnungen der Quoten und Raten der einzelnen Bundesländer, die in Tabelle 1.1 dargestellt sind, aufgenommen.

Die Tabelle weist somit für die 16 Bundesländer die absoluten Zahlen von Unterbringungen und unterbringungsähnlichen Maßnahmen aus den Amtsgerichtstatistiken, unterschieden nach den unterschiedlichen Rechtsgrundlagen, aus (mit A, B und C gekennzeichnete Zeilen). Von der Summe

1.2 Routinedaten – Dokumentation unfreiwilliger Unterbringungs- und Behandlungsmaßnahmen

Tabelle 1.1. Schätzmodell der Entwicklung von Quoten und Raten unfreiwilliger Maßnahmen (Unterbringungen und unterbringungsähnliche Maßnahmen) in der Allgemeinpsychiatrie der Bundesländer zwischen 1994 und 2003

	BW	BY	BE	BB	HB	HH	HE	MV	NI	NW	RP	SL	SN*	ST	SH	TH
1994																
A – vorläufige Unterbringung (§ 1846)	466	4978	143	76	4	69	369	163	587	1276	189	8	61	22	115	41
B – Unterbringung nach Betreuungsrecht (§ 1906 I–IV)	3556	12882	1595	370	457	749	3843	159	4984	14892	2306	543	955	617	2206	231
C – Unterbringung nach UBG Land	3286	4670	1362	487	629	1543	6846	319	8064	20413	3445	423	824	536	3045	427
Summe ABC	7308	22530	3100	933	1090	2361	11058	641	13635	36581	5940	974	1840	1175	5366	699
Summe ABC (minus Schätzwert für Pflegeheimanteil)	5530	16089	2303	748	861	1987	9137	561	11143	29135	4787	702	1363	866	4263	583
Quote (Pflegeheimanteil herausgerechnet)	**10,7**	**28**	**8,7**	**5,1**	**13,1**	**20,7**	**25,5**	**5,2**	**27**	**25,5**	**24,1**	**9,7**	**5,8**	**5,6**	**23,7**	**5,4**
Rate (Pflegeheimanteil herausgerechnet)	**53,8**	**135**	**66,3**	**29,5**	**126,7**	**116,5**	**152,8**	**30,6**	**144,4**	**163,5**	**121,1**	**64,8**	**29,8**	**31,4**	**157,4**	**23,2**
2003																
A – vorläufige Unterbringung (§ 1846)	840	10825	42	63	26	58	177	59	687	1776	231	46	310	13	794	33
B – Unterbringung nach Betreuungsrecht (§ 1906 I–IV)	8887	29723	1865	529	744	1606	8858	1444	13113	34169	5044	1582	3664	846	4971	1195
C – Unterbringung nach UBG Land	3180	6860	1131	396	1274	2103	7440	903	6544	19855	3798	330	792	809	3480	629

Tabelle 1.1 (Fortsetzung)

	BW	BY	BE	BB	HB	HH	HE	MV	NI	NW	RP	SL	SN*	ST	SH	TH
– Summe ABC	12907	47408	3038	988	2044	3767	16475	2406	20344	55800	9073	1958	4776	1668	9245	1857
– Summe ABC (minus Schätzwert für Pflegeheimanteil)	8643	32547	2105	723	1671	2964	12046	1684	13787	38715	6551	1167	2934	1245	6759	1259
– Quote (Pflegeheimanteil herausgerechnet)	12,2	35,1	6,3	3,3	18,8	21,3	23,1	10,7	22,3	23,1	21,4	10,9	9	6,2	22,1	7,2
– Rate (Pflegeheimanteil herausgerechnet)	79,2	262	62,1	28,1	252,1	170,9	197,8	97,2	172,5	214,1	161,4	110	67,9	49,3	239,4	53,1
Entwicklung (Differenz 1994–2003)																
– Quote (in Prozentpunkten)	+1,5	+7,1	−2,4	−1,8	+5,7	+0,6	−2,4	+5,5	−4,7	−2,4	−2,7	+1,2	+3,2	+0,6	−1,6	+1,8
– Rate (in Unterbringungen pro 100 000 Einwohner)	+25,4	+127	−4,2	−1,4	+125,4	+54,4	+45	+66,6	+28,1	+50,6	+40,3	+45,2	+38,1	+17,9	+82	+29,9

* Sachsen: Daten für 1995 (anstatt 1994) und 2003

Zeile B (Unterbringungen nach Betreuungsrecht) unterscheidet nicht nach unterbringungsähnlichen Maßnahmen und eigentlichen Unterbringungen
Summe ABC minus Schätzwert für Pflegeheimanteil (setzt länderübergreifend einen Pauschalschätzwert von 50% für Zeile B an)
Quoten und Raten: Pflegeheimanteil herausgerechnet gemäß diesem beschriebenem Schätzszenario

BW Baden-Württemberg, *BY* Freistaat Bayern, *BE* Berlin, *BB* Brandenburg, *HB* Bremen, *HH* Hamburg, *HE* Hessen, *MV* Mecklenburg-Vorpommern, *NI* Niedersachsen, *NW* Nordrhein-Westfalen, *RP* Rheinland-Pfalz, *SL* Saarland, *SN* Sachsen, *ST* Sachsen-Anhalt, *SH* Schleswig-Holstein, *TH* Thüringen
UGB Unterbringungsgesetze

dieser Maßnahmen A, B und C wurde jeweils der beschriebene Schätzwert für den Pflegeheimanteil abgerechnet (mit „Summe ABC minus Schätzwert für Pflegeheimanteil" gekennzeichnete Zeile). Auf der Grundlage dieser letztgenannten Summe wurden dann die Quote (d. h. der Anteil der unfreiwilligen Unterbringungen und unterbringungsähnlichen Maßnahmen an den jährlichen Gesamtunterbringungen und -maßnahmen in der Allgemeinpsychiatrie der Länder) sowie die Rate (d. h. die Zahl der Unterbringungen pro 100 000 Einwohner) für die einzelnen Bundesländer errechnet. Die Datengrundlage für die Quotenberechnung waren die länderspezifischen jährlichen Fallzahlen in der Psychiatrie, die das Statistische Bundesamt vorhält [14]. Berechnet wurden die Werte für das Jahr 1994, das erste Jahr nach der Wiedervereinigung, in dem für alle Bundesländer Amtsgerichtstatistiken vorlagen, sowie für 2003. Mit den Eckwerten dieser Jahre war es möglich, die Veränderung der Indikatoren über die Zeit, d. h. das Steigen oder Sinken der Quoten und Raten, zu beurteilen.

Trends oder gemeinsame Muster für bestimmte Gruppen von Bundesländern lassen sich aus den deutlich heterogenen Werten nicht ableiten (siehe Tab. 1.1). Es zeichnet sich weder ein Nord-Süd- noch ein Ost-West-Gefälle ab. Auch die neuen Bundesländer oder Länder mit vergleichbarer Einwohnerzahl (Stadt- oder Flächenstaaten) bilden keine auf den ersten Blick erkennbaren einheitlichen Gruppen. Statistische Analysen, die solche Tendenzen eventuell aufdecken könnten, scheitern an der geringen Fallzahl von 16 Ländern und den hohen Schätzanteilen in den Modellen.

1.2.7 Praktische Folgerungen

Alle Interpretationen der oben beschriebenen Zahlen sollten in dem klaren Bewusstsein erfolgen, dass es sich um Schätzwerte aus Modellrechnungen handelt. Lediglich den Amtsgerichtstatistiken sowie den Zahlen des Statistischen Bundesamtes, die in die Berechnungen eingehen, kann ein gewisses Maß an empirischer Validität zugesprochen werden. Sobald jedoch die zur Beurteilung der Situation fachlich unverzichtbare Unterscheidung zwischen Allgemeinpsychiatrie und Pflegeheimsektor getroffen oder unterbringungsähnliche Maßnahmen von tatsächlichen Unterbringungen unterschieden werden sollen, müssen zum Teil sehr grobe Annahmen getroffen werden, die aufgrund des Fehlens von Basisdaten gegenwärtig weder verifiziert noch falsifiziert werden können.

Die hier angestellten Modellierungen belegen vor allem den eklatanten Mangel an empirischer Evidenz in diesem psychiatriepolitisch zentralen und sensiblen Problemfeld. Aus diesem Grund ist als Erstes die fundamentale Verbesserung der Berichterstattung zu fordern. Für die Amtsgerichtberichte würde es technisch nur eine Modifizierung der bereits etablierten Praxis bedeuten, die jährliche Häufigkeit von Zwangsmaßnahmen nicht nur nach Rechtsgrundlagen, Verfahren und Bewilligungen zu unterscheiden, sondern auch nach den Sektoren bzw. Einrichtungen, in denen diese Maßnahmen erfolgen. Angesichts der Bedeutsamkeit der Problematik für die Versorgung psychisch Kranker sollte dies jedoch eine ureigene Aufgabe der Psychiatrie selbst sein, anstatt Zuständigkeit und Verantwortung weiter der Justizberichterstattung zu überlassen, die notwendigerweise andere Akzente setzt. Die Konsequenz kann nur sein, eine entsprechende Stelle zu schaffen, die – eventuell in enger Kooperation mit der etablierten Struktur in der Justiz – die Daten nach psychiatriespezifischen Gesichtspunkten sammelt, aufbereitet und interpretiert.

Literatur

1. Bundesministerium der Justiz (2005) Auszugsweise Zusammenstellung der Geschäftsübersichten der Amtsgerichte der Jahre 1990–2003. Berlin, BMJ Referat R B 6
2. Dressing H, Salize HJ (2004) Zwangsunterbringung und Zwangsbehandlung psychisch Kranker in den Mitgliedsländern der Europäischen Union. Psychiat Prax 31:34–39
3. Dressing H, Salize HJ (2005) Kontra: Zunahme von Zwangseinweisungen psychisch Kranker. Psychiatrische Praxis 32:157–159
4. Kallert T (2005) Nehmen Zwangseinweisungen in Deutschland wirklich zu? Die Psychiatrie 2:231–243
5. Klie T (1998) Zur Verbreitung unterbringungsähnlicher Maßnahmen im Sinne des § 1906 Abs.4 BGB in bundesdeutschen Pflegeheimen. Betreuungsrechtliche Praxis 2/98:50–53
6. Klie T, Pfundstein T (2004) Münchener Studie: Freiheitsentziehende Maßnahmen in Münchener Pflegeheimen. In: Hofmann B, Klie T (Hrsg) Freiheitsentziehende Maßnahmen – Unterbringungen und unterbringungsähnliche Maßnahmen in Betreuungsrecht und -praxis. CD Müller, Heidelberg, S 75–130
7. Müller P (2004) Zwangseinweisungen nehmen zu. Ärzteblatt 42:2369–2371
8. Müller P, Josipoviv T (2003) Unfreiwillige Einweisung nach Betreuungsrecht in acht Jahren verdreifacht. Psychiat Prax 30:108–113
9. Regus M (2006) Freiheitsbeschränkende Maßnahmen bei psychischen Erkrankungen – Ergebnisse eines Projektes zur kommunalen Psychiatrieberichterstattung in Nordrhein-Westfalen. Der Nervenarzt 77:2, S 430
10. Salize HJ, Dressing H (2004) Epidemiology of involuntary placement of metally ill in people across the European Union. Brit J Psychiatry 184:163–168
11. Spengler A, Dressing H, Koller M, Salize HJ (2005) Zwangseinweisungen – bundesweite Basisdaten und Trends. Der Nervenarzt 76, 363–370
12. Statistisches Bundesamt (2005) Pflegestatistik 2003 – Pflege im Rahmen der Pflegeversicherung – Ländervergleich Pflegeheime. Statistisches Bundesamt, Bonn
13. Statistisches Bundesamt (2005) Auskunftstabelle: Anzahl der verfügbaren Plätze in Alten- und Behinderteneinrichtungen (nach § 1 Heimgesetz). Statistisches Bundesamt, Bonn, IX E 2
14. Statistisches Bundesamt (2005) Fachserie 12, Reihe 6.1 Grunddaten der Krankenhäuser, Vorsorge- und Rehabilitationseinrichtungen 2003. Statistisches Bundesamt, Wiesbaden
15. Wappenschmidt-Krommus E, Klie T (2005) Pflege ohne Gewalt – Freiheitsentziehende Maßnahmen in Pflegeheimen: Entwicklung von Präventions- und Handlungsrichtlinien. Kuratorium Deutsche Altershilfe
16. Weyerer S, Schäufele M, Hendlmeier I, Kofahl C, Sattel H (2006) Demenzkranke Menschen in Pflegeeinrichtungen. Besondere und traditionelle Versorgung im Vergleich. Kohlhammer, Stuttgart

1.3 Routinedaten – die Perspektive psychiatrischer Abteilungen an Allgemeinkrankenhäusern

F. M. BÖCKER

Einleitung

Routinedaten in der psychiatrischen Versorgung können sich auf verschiedene Betrachtungsebenen beziehen: auf den Patienten, auf die Klinik oder auf die Region. Gegenstand des folgenden Beitrags sind die Kliniken für Psychiatrie und Psychotherapie an Allgemeinkrankenhäusern in Deutschland („Abteilungen").

> Die letzten verfügbaren empirischen Daten entstammen einer von Fähndrich 1999 durchgeführten Telefonumfrage. Von 142 Abteilungen nahmen 132 an der regionalen Pflichtversorgung teil (93%); 127 hatten eine Tagesklinik (89%), 88 waren ausdrücklich als Klinik für Psychiatrie *und* Psychotherapie benannt (62%); damals hatten nur 62 Abteilungen eine Institutsambulanz (44%). 45 Abteilungen (32%) lagen auf dem Gebiet der „neuen" Bundesländer.
> In den zu versorgenden Regionen lebten 50000 bis 520000, im Mittel 174000 Einwohner. Die Zahl der Betten lag zwischen 30 und 288, im Mittel bei 98, die Zahl der verfügbaren Tagesklinikplätze zwischen 6 und 50, im Mittel bei 20. Damit standen für insgesamt 23 Mio. von Abteilungen versorgte Einwohner 13870 Betten und 2570 Plätze zur Verfügung.

Zu den typischen Merkmalen gehört einerseits die regionale Pflichtversorgung und andererseits die Nähe zur somatischen Medizin mit der Integration in das Allgemeinkrankenhaus. Gegenüber Fachkrankenhäusern weisen Abteilungen einige Besonderheiten auf. Dazu gehört der niedrigschwellige Zugang über die Notaufnahme des Krankenhauses; Abteilungen versorgen zahlreiche Notfälle und damit auch etliche „Kurzlieger" (z. B. intoxizierte Patienten, die ausgenüchtert werden). Die Nähe zu den somatischen Fächern kann dazu führen, dass eine größere Anzahl von Patienten mit erheblicher somatischer Komorbidität in die Psychiatrie verlegt und dort behandelt wird. Im Hinblick auf Finanzmittel, Investitionen, Betriebsführung und strategische Entwicklung konkurriert das Fachgebiet „Psychiatrie und Psychotherapie" mit den somatischen Disziplinen.

1.3.1 Rückblick

Im Arbeitskreis der Chefärzte psychiatrischer Abteilungen an Allgemeinkrankenhäusern in Deutschland (ACKPA) wurde vor zehn Jahren das Projekt Datenaustausch in Angriff genommen mit dem Ziel, die Basisdokumentation der Kliniken zu vereinheitlichen und eine Datenbank mit Struktur- und Leistungsdaten psychiatrischer Abteilungen aufzubauen. Vereinbart wurde eine *freiwillige Teilnahme* (kollegialer Informationsaustausch auf Gegenseitigkeit), *Vertraulichkeit* (Ergebnisse sollten nur den Teilnehmern zur Verfügung gestellt, Daten einzelner Abteilungen Dritten nicht zugänglich gemacht werden), ein *Zugriffsrecht* für alle Teilnehmer (Möglichkeit, die eigenen Daten mit anonymisierten Mittelwerten anderer Abteilungen vergleichen zu können), der *Ausschluss* von „Trittbrettfahrern" (Ergebnisse sollte nur bekommen, wer Daten eingesandt hat) und eine fortlaufende *Aktualisierung* (jährliche Fortschreibung). Unsere Absicht war es, die Benchmarkingdaten, die damals einzelnen Kliniken von Krankenkassen vorgehalten wurden, anhand eigener Vergleichsdaten überprüfen zu können. Es ging also nicht um Daten von Patienten, sondern um Merkmale (Struktur- und Leistungsdaten) von Abteilungen.

Damals wurden sehr detaillierte Überlegungen zur Falldefinition, zur Berechnung von Verweildauern und zur Bildung von Diagnosegruppen angestellt. In einem mehrstufigen Konsensprozess wurde eine Merkmalsliste erarbeitet und förmlich verabschiedet. An zwei Erhebungen für die Jahre 1998 und 1999 haben insgesamt 32 Abteilungen teilgenommen [1].

Wir waren von der Vermutung ausgegangen, dass Abteilungen für Psychiatrie und Psychotherapie an Allgemeinkrankenhäusern sich aufgrund ihres Versorgungsauftrages sehr stark ähneln. Aufgrund der PsychPV war auch eine weitgehend homogene Personalausstattung zu erwarten. Das Ergebnis war jedoch ganz anders als erwartet: Zwischen den Abteilungen, die Daten für das Projekt zur Verfügung stellten, bestanden erhebliche Unterschiede – nicht nur im Hinblick auf die Strukturen und die Herangehensweise an die Versorgungsaufgabe, sondern auch hinsichtlich der verfügbaren Ressourcen in Form von Betten, Geld und Personal, hinsichtlich der Zusammensetzung der Patienten und der diagnosebezogenen Verweildauer.

Mit derart ausgeprägten Unterschieden hatten die Mitglieder der Arbeitsgruppe nicht gerechnet. Offenbar wurde nicht nur der Versorgungsauftrag unterschiedlich interpretiert; auch die Ressourcen, die dafür zur Verfügung standen, schienen ungleich (und ungerecht) verteilt zu sein, was die Daten politisch brisant erscheinen ließ. Damals hat viele Kollegen Unbehagen beschlichen; gegen die Veröffentlichung wurden Bedenken laut, und das Projekt wurde nicht weiter verfolgt. Von Krankenhausvergleichen, die nur auf die Verweildauer oder die Fallkosten abstellen, ist angesichts solcher Diskrepanzen hinsichtlich der Strukturen, Leistungen und Ressourcen offensichtlich kein Erkenntnisgewinn zu erhoffen.

1.3.2 Verfügbare Struktur- und Leistungsdaten

Dem leitenden Arzt einer Abteilung stehen erstaunlich viele Daten routinemäßig zur Verfügung, die nicht gesondert erhoben werden müssen:

Zu den *Strukturdaten* gehört die Anzahl der *Betten* und *Plätze* im Krankenhausplan, aus der sich in Verbindung mit der *Einwohnerzahl* der versorgten Region die stationäre und teilstationäre *Bettenmessziffer* ergibt. Ergänzend ist von Bedeutung, welche *Instrumente* zur Verfügung stehen: Tagesklinik? Institutsambulanz? Konsiliardienst? Psychotherapie? Psychosomatik? Strukturelle Unterschiede betreffen die *Rechtsform* des Krankenhauses, die *räumliche Anbindung* der Psychiatrie (im gleichen Haus „Flur an Flur" mit der Somatik oder separate Gebäude auf dem gleichen Gelände oder räumlich vom Allgemeinkrankenhaus getrennt), den *Umgang mit untergebrachten Patienten* (obligat geschlossene neben offenen Stationen, alle Stationen fakultativ geschlossen, Stationen geteilt in geschlossenen und offenen Teil, immer offene Türen), *Formen der teilstationären Behandlung* (stationsintegriert oder Tagesklinik im gleichen Haus oder räumlich getrennt), die *Belegungssteuerung* (innere Differenzierung mit spezialisierten Stationen oder innere Sektorisierung mit durchmischter Belegung) und die Vorhaltung stationsbezogen oder stationsübergreifend organisierter *spezialisierter Angebote*.

Bekannt sind ferner die *Pflegesätze* und das *Budget* sowie die *Personalausstattung* (pro Behandlungsplatz, pro Fall, pro Einwohner) – mit Diskrepanzen einerseits zwischen dem Bedarf nach PsychPV und dem tatsächlich refinanzierten Stellenplan und andererseits zwischen den Planstellen und den tatsächlich besetzten/besetzbaren Stellen.

Zu den *Leistungsdaten* zählen Fallzahl, Verweildauer, Auslastung (stationär und teilstationär), die Anzahl vorstationärer und nachstationärer Fälle und die Anzahl der 24-Stunden-Fälle. Aus der Zuweiserstatistik lässt sich die Anzahl der ungeplanten Aufnahmen erschließen und aus der Einzugsgebietestatistik die Anzahl der Aufnahmen von außerhalb des Sektors. Hinzu kommt die Fallzahl und der Zeitaufwand im Konsiliardienst (Erstkonsile, Rekonsile), die Fallzahl und die abgerechneten Zeiten jeder Berufsgruppe in der Institutsambulanz (jedenfalls bei Abrechnung nach dem sog. „Bayrischen Modell") und schließlich die Kosten – in Form von Fallkosten aus der Sicht der Kostenträger und in Form von Erlösen aus der Sicht der Klinik.

Die *Stichtagserhebungen* nach der Psychiatriepersonalverordnung gestatten es, hausinterne Zeitreihen darzustellen oder das eigene Haus Jahr für Jahr mit den Teilnehmern der bundesweiten Erhebung zu vergleichen.

Für eine aussagekräftige *Diagnosestatistik* hat unsere Arbeitsgruppe seinerzeit [1] empfohlen, Patienten nach ihrer Hauptdiagnose zu acht Gruppen und daneben nach Haupt- und Nebendiagnosen realitätsnah typische Problemgruppen zusammenzufassen.

Diagnosengruppe nach der Hauptdiagnose
1. Fälle mit organischen Störungen (F0),
2. Suchtkranke: Alkohol, Medikamente (F10, F13),
3. Suchtkranke: illegale Drogen (F11, F12, F14, F15, F16, F18, F19),
4. Fälle mit Schizophrenie/Wahnkrankheiten (F2),
5. Fälle mit Manie/bipolarer Störung (F30, F31),
6. Fälle mit schwerer/melancholischer/psychotischer Depression (F32.2, F32.3, F33.2, F33.3),
7. Neurosen, Persönlichkeits- und Anpassungsstörungen einschließlich leichter und mittelschwerer depressiver und psychosomatischer Störungen (F32.0, F32.1, F33.0, F33.1, F34, F4, F5, F6),
8. Fälle mit anderen Diagnosen;

- komorbid Missbrauch/Sucht (F1 als Haupt- oder Nebendiagnose),
- komorbid Persönlichkeitsstörung (F60, F61 als Haupt- oder Nebendiagnose),
- komorbid Intelligenzminderung (F70–F73 als Haupt- oder Nebendiagnose),
- komorbid relevante körperliche Erkrankung
- relevante Suizidhandlung (als Aufnahmeanlass oder während der Behandlung).

1.3.3 Zur Basisdokumentation

Über eine BADO verfügen bei weitem nicht alle Abteilungen. In Gebrauch waren 1998 verschiedene, zum Teil lokal erarbeitete Lösungen (Dokumentationsverbund Psychiatrie (Pfeifer, Bad Driburg), PSYQUADO (Saupe + Stade; Fa. PANACEA), Neunkirchen (Brors, Gerber), Offenbach (Stock, Bauer), Kassel (Schmied, Kipp), Berlin-Neukölln (Fähndrich), DGPPN (Cording). Die DGPPN-BADO wurde vielfach als zu umfangreich und zu aufwändig empfunden. In Sachsen-Anhalt konnte über einen abgespeckten Merkmalkatalog keine Einigung unter den Chefärzten erzielt werden.

> Es gibt Daten, die pro Person nur einmal erfasst werden müssen, weil sie sich in der Regel nicht ändern, wie die Muttersprache, die Nationalität oder die Konfession; das gilt schon nicht für die Schulbildung). Dann gibt es Daten, die sich ändern können und deshalb bei jeder Wiederaufnahme neu abgefragt werden müssen, die aber meist gleich bleiben (Schulbildung, Familienstand). Kein Mitarbeiter wird bereit und in der Lage sein, bei einem Patienten, der wiederholt nachts im Rausch stationär aufgenommen wird und am nächsten Morgen gegen ärztlichen Rat die Klinik verlässt, jedes Mal einen vollständigen Datensatz zu dokumentieren.

Die elektronische Patientenakte in den gängigen Klinikinformationssystemen (KIS) erfasst fallbezogen relevante Informationen (z. B. Adressen) und nicht statistisch relevante Daten. Andererseits kann den Mitarbeitern nicht zugemutet werden, Informationen, die im System schon vorhanden sind, extra für die BADO noch einmal zu erfassen; es gibt schon jetzt ein Übermaß an gesetzlich vorgeschriebener, als sinnlos empfundener Dokumentation (nosokomiale Infektionen oder Dekubituserfassungsbögen der BQS). Das KIS wird in Abteilungen auch nicht nach den Bedürfnissen der Psychiatrie ausgewählt und angeschafft, sondern ist in der Regel schon vorhanden.

Benötigt werden demnach für die BADO Softwaremodule, die über eine Schnittstelle aus dem vorhandenen KIS Daten übernehmen können. Solche Schnittstellen zwischen einem BADO-Programm und einem vorhandenen KIS müssen individuell programmiert werden; das ist teuer und fehlerträchtig. Die Mitarbeiter der hausinternen EDV-Abteilung sind gewöhnlich immer chronisch überlastet.

Die BADO muss mit der elektronischen Patientenakte verknüpft intelligent und modular aufgebaut sein. Die Softwarefirmen, die KIS-Systeme herstellen und vertreiben, haben hier eine wichtige Funktion und sollten nach Auffassung des Verfassers von der DGPPN als der zuständigen Fachgesellschaft unbedingt in die weitere Entwicklung ihrer Muster-BADO eingebunden werden.

1.3.4 Personenbezogene Auswertung

Die Steuerung der Belegung bei knappen Ressourcen erfordert eine hohe Flexibilität in der Wahl der Behandlungsform. Deshalb sind Behandlungsepisoden in Abteilungen häufig fragmentiert. Als typisches Beispiel für eine Routinebehandlung einer mittelgradigen depressiven Störung sei der Behandlungsverlauf bei einer Patientin aus der Klinik des Verfassers wiedergegeben: zwei Wochen stationär, eine Woche Tagesklinik, zwei Tage Gynäkologie zur Abrasio, vier Wochen Tagesklinik: eine nicht unterbrochene klinische Behandlung ergibt im System scheinbar vier Fälle, davon drei in der Klinik für psychische Erkrankungen. Genauso gibt es Patienten, die vorstationär gesehen, teilstationär behandelt, bei einer Dekompensation zur Krisenintervention kurzfristig stationär aufgenommen, dann wieder tagesklinisch behandelt und fraktioniert entlassen werden. Eine sinnvolle Alternative wäre demnach, sich vom „Fall" nach der Definition der Bundespflegesatzverordnung zu lösen und stattdessen vollständige Behandlungsepisoden zu dokumentieren.

Nur ganz wenige Abteilungen haben die Möglichkeit, ihre Daten personenbezogen auszuwerten:
- Anzahl der behandelten *Personen* im Kalenderjahr,
- personenbezogene Verweildauer (im Kalenderjahr insgesamt in klinischer Behandlung verbrachte Tage, mehrere Aufnahmen kumuliert),
- Personenanzahl und personenbezogene Verweildauer nach Diagnosegruppen,
- Personenmerkmale: Geschlecht, Altersverteilung, Anteil der Personen mit Migrationshintergrund,

- Bezug zum Versorgungsgebiet: Anteil der behandelten Personen aus dem Sektor,
- Wiederaufnahme und Drehtür: Anteil der aus Vorjahren bekannten Personen.

Eine Auswertung dieser Merkmale auf der Basis von Fällen kann aber im Grunde nur statistische Artefakte liefern. Wichtig wäre eine personenbezogene Verknüpfung.

1.3.5 Wissenslücken

Die Fülle der ad hoc verfügbaren Routinedaten täuscht darüber hinweg, dass wichtige Daten in den meisten Kliniken fehlen. Zu wissen, wie viele Mitarbeiter wie viele Patienten für wie viel Geld wie lange behandelt haben, besagt so gut wie nichts, solange die Erkrankungsschwere einerseits und die Behandlungsergebnisse andererseits nicht bekannt sind. Daten zu Schweregrad und Outcome erheben nur wenige Abteilungen routinemäßig.

Für die Weiterentwicklung der BADO sollte die Fachgesellschaft differenzieren zwischen einem *Minimaldatensatz* einerseits und ergänzenden modularen Erweiterungen andererseits. Der Minimaldatensatz braucht nur das Geschlecht, das Alter, die Diagnosegruppe nach der Hauptdiagnose mit Angaben zur Komorbidität (etwa entsprechend des Vorschlags der Arbeitsgruppe Datenaustausch [1]), ein Globalurteil über den Schweregrad, die Dauer der Behandlungsepisode und ein Globalurteil zum Outcome zu enthalten. Erweiterungsmodule können die Sozialdaten, die Vorbehandlung, die Zuweisung, die Rechtsgrundlage, detaillierte Angaben zum Schweregrad einschließlich syndromspezifischer Skalen, Angaben zur Behandlung, besondere Vorkommnisse während der Behandlung und detaillierte Angaben zum Behandlungsergebnis erfassen.

In den somatischen Fächern ist inzwischen die qualitätsorientierte Dokumentation gut etabliert (Beispiel: Schnitt-Naht-Zeiten im OP). Insofern sollte es möglich sein, auch für die Psychiatrie und Psychotherapie Daten zum Behandlungsergebnis in die Routinedokumentation aufzunehmen – wenn es gelingt, Konsens über einen brauchbaren Minimaldatensatz zu erzielen und diesen Datensatz dann mit einer gewissen Verbindlichkeit in allen psychiatrischen Kliniken einzuführen, ohne den ärztlichen Kollegen noch mehr Schreibarbeit aufzubürden.

Wozu können solche Daten genutzt werden? Welche Fragen sind an die Daten zu stellen? Ein Thema ist die Darstellung von Veränderungen im Zeitverlauf: Kommen solche Veränderungen zufällig zustande oder werden bedeutsame Entwicklungstendenzen sichtbar? Ein weiteres Thema ist der Vergleich von Kliniken (Benchmarking) im Hinblick auf ihre bedarfsgerechte Ausstattung, im Hinblick auf die Erfüllung des Versorgungsauftrages und im Hinblick auf den Ressourcenverbrauch.

1.3.6 Praktische Folgerungen

Wenn es gelingen soll, die Kliniken für Psychiatrie und Psychotherapie an Allgemeinkrankenhäusern in Deutschland flächendeckend an einer einheitlichen, bundesweit vergleichbaren, nicht hausgemachten BADO zu beteiligen, dann benötigen wir einen Minimaldatensatz, der in die gängigen Krankenhausinformationssysteme integriert wird, die Daten weitgehend automatisiert erfasst, modular erweitert werden kann und auf den Ebenen Fall, Behandlungsepisode und Person ausgewertet werden kann. Außerdem werden die Beteiligten, die miteinander im Wettbewerb stehen, ihre Angst vor der Weitergabe der eigenen Daten überwinden müssen. Voraussetzungen eines solchen Vorhabens sind die Akzeptanz, die abhängen wird von der Praktikabilität, die Implementierung, die abhängen wird von der Softwarelösung sowie die Transparenz, die abhängen wird von der Überwindung der Vertrauenskrise.

Literatur

1. Böcker FM, Brors W, Arbeitsgruppe Datenaustausch (2000) Datenaustausch zwischen psychiatrischen Abteilungen. Vortrag zum Symposium „Krankenhausvergleiche" (Cording, Matakas), DGPPN-Kongress Aachen, 20.–23.9.2000

Eine Powerpointpräsentation mit Beispieldaten aus dem Projekt *Datenaustausch* und aus der Klinik des Verfassers kann per E-Mail bei fm.boecker@klinikum-naumburg.de angefordert werden.

1.4 Routinedaten in der Psychosomatik – eine Kritik

M. Linden, B. Geiselmann

Einleitung

Die stationäre medizinische Rehabilitation durch die deutsche Rentenversicherung hat einen großen Anteil an der Behandlung kranker Menschen. Bundesweit gibt es etwa 60 000 stationäre Behandlungsplätze, davon etwa 17 500 in den knapp 100 eigenen Rehazentren der Deutschen Rentenversicherung. In diesem Versorgungsbereich gibt es seit Jahren eine der konsequentesten Entwicklungen in der Qualitätssicherung. Dies erklärt sich dadurch, dass die Rentenversicherung sich nicht nur als Kostenträger, sondern auch als Leistungserbringer versteht und sich daher in den von ihr belegten Kliniken auch für die Qualität der erbrachten Behandlung direkt verantwortlich fühlt. Hinzu kommt, dass die medizinische Rehabilitation spätestens seit der Gesundheitsreform im Jahre 1997 unter besonderem Rechtfertigungsdruck und neuen Wettbewerbsbedingungen steht. Des Weiteren verpflichtet auch § 20 SGB IX die Leistungserbringer, ein Qualitätsmanagement sicherzustellen, das zielgerichtet und systematisch die Qualität der Versorgung gewährleistet und kontinuierlich verbessert.

Für die Klinikgruppe der Deutschen Rentenversicherung und teilweise auch die Vertragskliniken wurde daher ein umfassendes Qualitätsmanagement entwickelt und implementiert, das alle Bereiche, Abteilungen und Berufsgruppen erfasst [6]. Hauptziel ist es, die bestmögliche Versorgung der Rehabilitanden unter Berücksichtigung der zur Verfügung stehenden Ressourcen und gesetzlichen sowie wirtschaftlichen Rahmenbedingungen sicherzustellen.

1.4.1 Ebenen der Erfassung von Routinedaten in der psychosomatischen Rehabilitation

Qualitätssicherung und Dokumentation haben in der Medizin eine lange Tradition. Daher gibt es auch in den Rehazentren der medizinischen Rehabilitation die traditionellen und teilweise sehr aufwändigen Maßnahmen der Qualitätssicherung und Dokumentation wie Peer- und Supervisorenreviews im Rahmen von Visiten, Supervisionen oder Teamsitzungen. Dazu gehören auch die gesetzlich vorgegebenen Qualitätsnachweise wie Kurvenführung, Entlassungsbriefe, Apothekenvisitationen, Laborqualitätskontrollen usw. Die Träger beanspruchen eine Übersicht und Dokumentation zur Prozess- und Strukturqualität wie z. B. Personalbesetzung und -qualität oder Arzneimittelaufwendungen. Von besonderer Bedeutung sind Visitationen mit Visitationsprotokollen, sei es im Rahmen der Apothekenvisitationen oder spezieller Visitationen durch den Träger mit Vor-Ort-Besichtigung der Räumlichkeiten oder Befragung von Patienten zum Therapieablauf. Das Qualitätsmanagementprogramm einer psychosomatischen Rehabilitationsklinik setzt zudem die kontinuierliche Erhebung von Daten unterschiedlichster Art voraus. Die wichtigsten kontinuierlichen Qualitätsmaßnahmen werden im Folgenden genannt.

Hausinterne Qualitätssicherungsmaßnahmen
1. detaillierte Kurvenführung für jeden einzelnen Patienten,
2. regelmäßige Abteilungsleiter- und Oberarztvisiten,
3. wöchentliche Stations- und Teambesprechungen,
4. computergestützte Therapiesteuerung und Leistungsdokumentation,
5. wöchentliche interne psychotherapeutische Einzelfallsupervisionen,
6. externe psychotherapeutische Einzelfallsupervisionen,
7. ständige fachärztliche Rufbereitschaft,
8. eine wöchentliche Organisations- und IQM-Konferenz,
9. eine wöchentliche Fort- und Weiterbildungskonferenz,
10. eine curriculare Fort- und Weiterbildung der Therapeuten in Kooperation mit einem externen Psychotherapieinstitut,
11. Monitoring des Stands der Entlassungsberichte,

12. Monitoring der durch die Küche ausgegebenen Speisen durch die Diätassistentinnen,
13. Hygienebeauftragter,
14. Hygienekommission,
15. tägliche Überwachung der Wasserqualität im Schwimmbad,
16. Arzneimittelkommission,
17. Kontrolle des Röntgengeräts mit Prüfphantom,
18. Überprüfung des Filmentwicklungsgerätes durch Sensitometer,
19. externe Qualitätssicherung der Laborwerte,
20. interne Brandschutzkonferenz, 14-tägig,
21. wöchentlich Sprechstunden des Betriebsarztes in der Klinik,
22. Basisdokumentation mit Anleihen aus der PsyBado mit regelmäßigen internen Auswertungen und Rückmeldungen an die Therapeuten,
23. systematische Erhebung der Patientenzufriedenheit bei Entlassung,
24. Kooperation mit der Charité-Universitätsmedizin Berlin im Rahmen der Rehabilitationsforschung,
25. strukturiertes Qualitätsmanagementsystem (IQM) nach den Vorgaben der Deutschen Rentenversicherung Bund. Die Klinik hat eine halbe Stelle für eine QM-Managerin.

Externe Qualitätssicherungsmaßnahmen
26. Überwachung der Facharztausbildung durch die Ärztekammer,
27. systematische Nachbefragung von Patienten durch die Deutsche Rentenversicherung Bund,
28. Peer-Review-Verfahren der Entlassungsberichte durch die Deutsche Rentenversicherung Bund,
29. Überwachung, Rückmeldung und Benchmarking bzgl. der Verweildauern der Patienten durch die Deutsche Rentenversicherung Bund,
30. Überwachung, Rückmeldung und Benchmarking bzgl. der Aufnahmedauer der Patienten durch die Deutsche Rentenversicherung Bund,
31. regelmäßige Rückmeldung zur Patientenstruktur durch die Deutsche Rentenversicherung Bund,
32. regelmäßige Rückmeldung zur Belegungsstatistik durch die Deutsche Rentenversicherung Bund,
33. Überwachung, Rückmeldung und Benchmarking bzgl. Abschlusszeiten für den Entlassungsbericht durch die Deutsche Rentenversicherung Bund,
34. Überwachung, Rückmeldung und Benchmarking des Personaleinsatzes durch das Dezernat Organisation der Deutschen Rentenversicherung Bund,
35. regelmäßige Rückmeldung durch die Deutsche Rentenversicherung Bund über die Zahl und Struktur der therapeutischen Leistungen (KTL-Statistik),
36. Überwachung, Rückmeldung und Benchmarking bzgl. Rate der arbeitsfähig entlassenen und in den folgenden Jahren arbeitsfähigen Patienten durch die Deutsche Rentenversicherung Bund,

37. systematisches Beschwerdemanagement durch die Deutsche Rentenversicherung Bund,
38. Überwachung, Rückmeldung und Benchmarking bzgl. der Beschwerdenstatistik durch die Deutsche Rentenversicherung Bund,
39. jährliche Strategiegespräche mit dem Klinikträger,
40. Teilnahme des leitenden Arztes an Qualitätssicherungskonferenzen der leitenden Ärzte anderer psychosomatischer Kliniken der Rentenversicherung,
41. Teilnahme des leitenden Arztes an Qualitätssicherungskonferenzen der leitenden Ärzte der Region Berlin/Brandenburg,
42. Darstellung der Klinikkonzeption gegenüber der Arbeitsgemeinschaft der Verbände der Krankenkassen im Land Brandenburg,
43. Publikation jährlicher Qualitätsreports,
44. Controlling durch die Deutsche Rentenversicherung Bund hinsichtlich der Personalausstattung,
45. Controlling durch die Deutsche Rentenversicherung Bund hinsichtlich der Personalqualifikation,
46. Laborringversuche mit externer Kontrolle, 4-mal jährlich.

Visitationen
47. Visitationen durch Mitarbeiter der Deutschen Rentenversicherung Bund,
48. IQM-Systemaudit,
49. Visitationen durch das Rechnungsprüfungsamt der Deutschen Rentenversicherung Bund,
50. Visitationen durch den Bundesrechnungshof,
51. Visitationen durch den Amtsarzt, Monitoring der Klinikabläufe vor Ort,
52. Visitationen durch den Apotheker mit Überprüfung des Betäubungsmittelbuches, der Arzneimittelbestände und der Kühlschrankliste zur Kontrolle der Kühlschranktemperatur,
53. Visitation durch das Gesundheitsamt bzgl. Hygiene,
54. Visitation durch die Landesregierung bzgl. Instrumente,
55. Überwachung der Röntgenfilmentwicklung durch TÜV, 4-mal jährlich,
56. Überwachung der Röntgenanlage durch TÜV, nach 2 Jahren,
57. Visitation und Überprüfung des Labors durch das Eichamt mit Zertifizierung,
58. Visitation der Stationen durch das Eichamt mit Zertifizierung,
59. TÜV-Kontrolle der elektrischen Geräte,
60. TÜV-Kontrolle der Arbeitsplätze und Führung eines Pflichtenhefts nach der Arbeitsstättenverordnung mit Überwachung durch den technischen Leiter und Betriebsarzt,
61. Visitationen durch die Berufsgenossenschaft,
62. Führung eines Pflichtenhefts über Umbau- und Verbesserungsmaßnahmen, z. B. nach Behindertengleichstellungsgesetz mit Überwachung durch die Hauptverwaltung,

63. Brandschutzbegutachtung und Visitationen durch die Feuerwehr und das Land Brandenburg,
64. betriebsärztliche Untersuchungen,
65. augenärztliche Untersuchungen der Mitarbeiter.

Bei allen diesen Maßnahmen werden Daten erhoben und dokumentiert, und diese können bei Nachfragen als Qualitätsnachweise vorgelegt werden. Teilweise werden die klinikseitig erhobenen Daten computergerecht aufbereitet und stehen damit für hausinterne statistische Auswertungen zur Verfügung; die trägerseitig erhobenen Daten stehen dem Klinikträger auch für ein klinikübergreifendes Benchmarking zur Verfügung. Dazu gehören Belegungszahlen, Personalausstattung, Kostenentwicklung, aber auch komplexere Daten wie der Erwerbsstatus der Versicherten in den Jahren nach dem stationären Aufenthalt, die Visitationsergebnisse oder die Qualitätsbeurteilung der Entlassungsberichte. Beispiele für Daten zur statistischen Aufbereitung sind:

Klinikseitig erhobene Daten, etwa im Rahmen der internen Basisdokumentation
- Diagnostik
    - Gesundheitsbeschwerden am Beginn und am Ende des Aufenthalts in Selbstbeurteilung (z. B. SCL-90-R-Skala),
    - kognitive Leistungsdiagnostik (z. B. Intelligenzstrukturanalyse, ISA), Sozialdiagnostik (soziodemografische Daten, Arbeitsplatzsituation).
- Abschlussfragebögen
    - Therapieerfolg (Patienten- und Therapeutenbeurteilung),
    - Patientenzufriedenheit mit der Reha.
- Prozessdaten (z. B. Arzneimittelverbrauch, Labor).

Trägerseitig erhobene Daten
- Patientennachbefragung,
- Beschwerdemanagement,
- erbrachte Rehaleistungen: Leistungsstatistik über die Klassifikation therapeutischer Leistungen (KTL),
- Peer-Review der Rehaentlassungsberichte,
- Laufzeit der Rehaentlassungsberichte,
- Belegung,
- Verweildauer,
- Anteil arbeitsfähig entlassener Patienten,
- Katamnesedaten zur Erwerbsgeschichte nach Reha,
- Visitationsergebnisse.

1.4.2 Beispiele für trägerseitig erhobene Daten

Um die Art und Qualität der trägerseitig erhobenen Daten etwas näher zu illustrieren, sollen die aufgeführten Beispiele der Entlassungsberichte, der KTL-Statistik und der Patientennachbefragung näher dargestellt werden.

■ **Qualitätsbeurteilung der Entlassungsberichte:** Durch die Deutsche Rentenversicherung wird kontinuierlich erfasst, welche Zeit zwischen der Entlassung des Patienten und der Versendung des Entlassungsberichts verstreicht. Als Richtlinie werden zwei Wochen vorgegeben. Die Einhaltung dieser Vorgabe bzw. die Abweichung davon wird den Kliniken regelmäßig rückgemeldet. Dies hat bereits Wirkung gezeigt: Die Zahl der fristgerecht fertig gestellten Entlassungsberichte über alle Kliniken hinweg ist von 2003 bis 2006 von 41% auf 62% gestiegen. Die Fertigstellung der Entlassungsberichte hat klinikintern eine hohe Priorität bekommen, was zeitweise auch zu Lasten anderer therapeutischer Aufgaben gehen kann.

Eine Stichprobe der Entlassungsberichte wird einem anonymen Peer-Review unterzogen. Beurteilt werden auf einem siebenseitigen Beurteilungsbogen insgesamt 73 Items unter den Überschriften Anamnese, jetzige Beschwerden und funktionelle Einschränkungen, gegenwärtige Therapie, allgemeine Sozialanamnese, Arbeits- und Berufsanamnese, Aufnahmebefund, Vorbefund, ergänzende Diagnostik, Rehabilitationsziele, Rehabilitationsverlauf, Rehabilitationsergebnis. Dafür werden Qualitätsratings vergeben, die der einzelnen Klinik im Vergleich zu allen anderen Kliniken gleicher Indikation rückgemeldet werden und der Klinikbeurteilung dienen. Abbildung 1.3 zeigt eine Grafik aus dem Abschlussreport, in dem die ausgewählte Klinik verglichen wird mit dem Mittel aller anderen Kliniken sowie der besten und schlechtesten Vergleichsklinik.

■ **KTL-Statistik:** Eine wichtige Form der trägerseitigen Datenerfassung ist die Klassifikation therapeutischer Leistungen (KTL). Es handelt sich um eine Liste vieler therapeutischer Interventionen, die genau nach Inhalt, Zeitdauer und Qualität des Leistungserbringers definiert sind. Mit diesen KTL-Dateien werden trägerseitig Auswertungen gemacht über die Art und Häufigkeit von erbrachten therapeutischen Leistungen, auch bezogen auf konkrete Patienten, was in Einzelfällen zu Rückfragen und Begründungsnot-

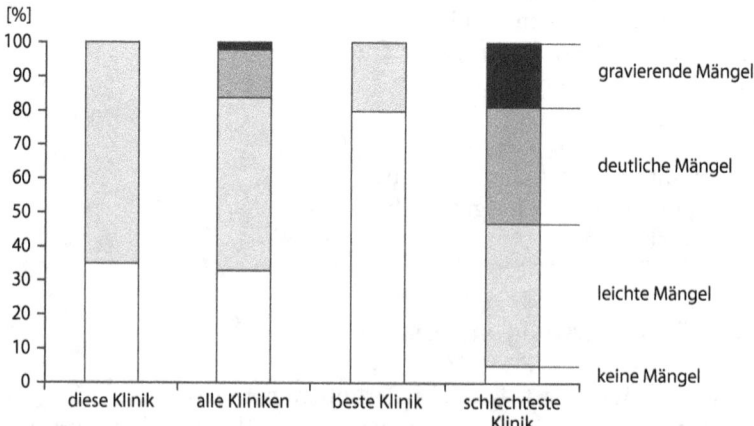

Abb. 1.3. Benchmarking der Qualität der Entlassungsberichte

wendigkeiten führt. Andere Auswertungen erlauben Hinweise auf die Personalauslastung. Schließlich werden auch Abgleiche mit Therapieleitlinien gemacht, die beispielsweise vorgeben, dass 30% der Patienten sozialarbeiterisch betreut werden sollten. Es wird damit die Leitlinientreue einer Einrichtung überprüft.

Patientennachbefragung: Routinedaten von besonderer Wichtigkeit sind die Patientennachbefragungen durch den Leistungsträger 8 bis 12 Wochen nach Entlassung. Monatlich werden dafür jeweils zirka 20 Patienten eines Rehazentrums zufällig ausgewählt und per zugesandtem Fragebogen zu ihrer Einschätzung der Rehabilitationsleistung und des Rehaergebnisses befragt [7]. Die Fragen beziehen sich in der Psychosomatik auf die Behandlung durch Ärzte, die Betreuung durch die Pflegekräfte, die Psychotherapie, Ergotherapie, Bewegungstherapie, den Behandlungsplan, die Organisation in der Klinik, die Nützlichkeit der Therapie für die Zeit nach dem Aufenthalt, den Krankheitsstatus und die weitere Arbeitssituation.

1.4.3 Basisdokumentation der psychosomatischen Rehabilitationskliniken der Deutschen Rentenversicherung Bund

Als fachspezifische Besonderheit wurde für die psychosomatischen Kliniken bzw. Abteilungen der Deutschen Rentenversicherung Bund eine Basisdokumentation zur soziodemografischen und sozialmedizinischen Deskription der behandelten Patienten und zu Art und Verlauf der Therapie entwickelt. Die damit erhobenen Daten werden routinemäßig für alle Patienten erhoben und dienen der internen Ablaufsteuerung. Sie umfassen im Wesentlichen die in Abschnitt 1.4.2 unter der Überschrift „Klinikseitig erhobene Daten" genannten Erhebungen. Neben den standardisierten Instrumenten der Symptomcheckliste SCL-90-R und dem Leistungstest Intelligenzstrukturanalyse (ISA) werden zusätzlich etwa 200 Variablen erhoben, darunter Diagnosen, Krankheitsschwere bei Aufnahme und Entlassung, sozialmedizinischer Status vor Aufnahme und bei Entlassung, Berufsanamese und -probleme, Vor- und Nachbehandler, Medikation und vieles Andere.

1.4.4 Informationsgehalt und Nutzung der Routinedaten

Es wurde bei der Darstellung einzelner Daten schon mehrfach auf die Nutzung der erhobenen Informationen hingewiesen. Bei 65 unterschiedlichen Qualitätsmonitoringverfahren mit mehreren tausend Variablen kann von einem hohen Transparenzgrad in der medizinischen Rehabilitation ausgegangen werden.

Dennoch zeigen diese Daten auch die Grenzen des Qualitätsmonitorings auf, beispielsweise hinsichtlich des Versuchs eines Benchmarkings der Rehazentren nach Rehaerfolgskriterien. So können wir anhand der Daten der Basisdokumentation zeigen, dass unsere Patienten aus dem Ballungsraum

Tabelle 1.2. Sozialmedizinische Parameter nach Herkunftsregion (psychosomatische Patienten 2003–2007, Rehazentrum Seehof der Deutschen Rentenversicherung Bund)

	Herkunftsregion	
	Neue Bundesländer N = 1617 (% Patienten)	Berlin N = 1472 (% Patienten)
Arbeitslosigkeit	27	36
Arbeitsunfähigkeit bei Aufnahme	42	58
Arbeitsunfähigkeit bei Aufnahme > 6 Monate	21	34
Einweisungsinitiative durch MDK, RV, AA	18	32
Rentenantrag oder Rentenwunsch	19	25

MDK medizinischer Dienst der Krankenkasse, *RV* Rentenversicherung, *AA* Agentur für Arbeit

Berlin eine „Negativselektion" bezüglich sozialmedizinischer Charakteristiken darstellen. Patienten dieser geografischen Herkunft weisen, verglichen selbst mit den neuen Bundesländern, einen höheren Anteil an Arbeitslosen auf, sie sind häufiger arbeitsunfähig zu Beginn der Reha, sind im Durchschnitt auch schon länger anhaltend arbeitsunfähig, kommen häufiger „unfreiwillig" über Aufforderung durch den Medizinischen Dienst der Krankenkasse (MDK), die Rentenversicherung (RV) oder die Agentur für Arbeit (AA) zur Reha, haben häufiger einen Rentenwunsch bzw. schon einen Rentenantrag gestellt (Tabelle 1.2).

Solche sozialmedizinisch und motivational eher ungünstigen Voraussetzungen wirken sich negativ auf den Rehaerfolg aus. So konnten wir auch zeigen, dass ein geringerer Rehaerfolg (gemessen mit der Differenz auf der SCL-90-R-Skala) bei unseren ganztagsambulanten Patienten (die ja aus der Berliner Region anreisen) erklärt werden kann durch die oben genannte Negativselektion. Zieht man als Vergleich nämlich vollstationäre Patienten ebenfalls nur aus dem Berliner Raum heran, so verschwindet der Unterschied im Rehaerfolg [1].

Dieses Beispiel zeigt, wie schwierig es methodisch ist, aus Beobachtungsdaten interpretierbare Vergleiche abzuleiten. Beobachtungsdaten können zur Steuerung von Kliniken und Therapieprozessen herangezogen werden, nicht jedoch ohne Probleme zum Vergleich der Ergebnisqualitäten von Kliniken. Dies entspricht auch den Schlussfolgerungen aus Anwendungsbeobachtungen für den Wirksamkeitsnachweis von Medikamenten. Das Ergebnis ist, dass Beobachtungsdaten dazu nicht taugen und daher dafür auch nicht verwendet werden dürfen [2, 3]. Rehabilitationskliniken, die bundesweit nach speziellen Therapieschwerpunkten belegt werden, sind somit ihren Voraussetzungen nach nur bedingt zu vergleichen. Dies gilt erst recht, wenn indikationsübergreifende Vergleiche versucht werden [4, 5].

Literatur

1. Geiselmann B, Linden M (2006) Teilstationäre Patienten in der psychosomatischen Rehabilitation im Vergleich zu vollstationären Patienten. RVaktuell 53:14–20
2. Linden M, Baier D, Beitinger H, Kohnen R, Osterheider M, Philipp M, Reimitz PE, Schaaf B, Weber HJ (1994) Leitlinien zur Durchführung von Anwendungsbeobachtungen in der Psychopharmakotherapie. Der Nervenarzt 65:638–644
3. Linden M (1998) Die Beobachtung der Arzneimittelanwendung. Wissenschaftliche Fragen im Rahmen von Anwendungsbeobachtungen. In: Hönig R, Eberhardt R, Kori-Lindner C, Langen M (Hrsg) Anwendungsbeobachtung. Qualitätsstandards, praktische Durchführung, Beitrag zur Arzneimittelsicherheit und Nachzulassung. E Habrich, Berlin, S 147–166
4. Linden M (2006) Die Rolle der stationären „psychosomatischen Rehabilitation" in der Versorgung psychisch Kranker. In: Schneider F (Hrsg) Entwicklungen der Psychiatrie. Springer, Heidelberg, S 121–130
5. Linden M (2006) Effizienz und Effektivität der Rehabilitation aus der Sicht von Patient und Arzt. In: Deutsche Rentenversicherung Bund (Hrsg) Effektivität und Effizienz der Rehabilitation. Deutsche Rentenversicherung Bund, Berlin, S 110–133
6. Verband Deutscher Rentenversicherungsträger (2000) Das Qualitätssicherungsprogramm der gesetzlichen Rentenversicherung in der medizinischen Rehabilitation. Instrumente und Verfahren. DRV-Schriften, Band 18. Postverlagsort, Frankfurt am Main
7. Widera T, Klosterhuis H (2007) Patientenorientierung in der Praxis – 10 Jahre Rehabilitandenbefragung im Rahmen der Reha-Qualitätssicherung der Rentenversicherung. RVaktuell 54:177–182

1.5 Routinedaten in der psychiatrischen Institutsambulanz (PIA)

A. Spengler

Einleitung

Die Nutzung von Routinedaten in psychiatrischen Institutsambulanzen (PIA) stellt sich im Kontext der Basisdokumentationen (BADO) in psychiatrischen Kliniken als notwendiger Erweiterungsschritt dar, der der zunehmenden Bedeutung der PIA und der Weiterentwicklung der Versorgung entspricht, aber auch den organisatorischen und rechtlichen Rahmenbedingungen sowie den Anforderungen des Qualitätsmanagements (QM) Rechnung trägt. Langjährige Erfahrungen mit BADO und QM sind eine wichtige Richtschnur für die künftige Weiterentwicklung.

1.5.1 Erfahrungen

Die Nutzung basaler klinischer und soziodemografischer Patientendaten – psychiatrische Basisdokumentation – zielte in Verbindung mit Leistungsdaten von Anbeginn konzeptionell auf das, was heute als Qualitätsmanagement beschrieben wird. Der Minimalkatalog von Dilling [2] aus dem Jahr 1982 ist in wichtigen Teilen bis heute gültig. Große psychiatrische Trägerverbände bzw. Fachkrankenhäuser und einige Abteilungen führten bereits vor 1990 eine BADO ein.

Im Rahmen des Sonderforschungsbereiches 115 der Deutschen Forschungsgemeinschaft untersuchte Klusmann in Hamburg schon 1982 über 5000 stationäre Behandlungen in verschiedenen Krankenhäusern mit dem Dilling-Katalog, um Basisdaten zu gewinnen und Versorgungsströme darzustellen [4]. Eigene Kooperationen mit diesem Projekt und praktische Anwendungserfahrungen in Hamburg-Ochsenzoll reichen auf das Jahr 1985 zurück. Diese Erfahrungen konnten nach 1988 in Wunstorf fortgeschrieben werden, wo bereits eine funktionierende BADO aufgebaut worden war und bis heute genutzt wird. Sie konnten im fachlichen Dialog insbesondere mit Cording in die 1995 publizierten Empfehlungen der DGPPN eingebracht werden [1].

Die im Gefolge der Psychiatriereform erprobten psychiatrischen Institutsambulanzen [7] konnten nach der Novelle des § 386 Abs. 6 (6) RVO im Jahr 1986 und der Neufassung in §§ 118, 120 SGB V im Jahr 1989 an Fachkrankenhäusern flächendeckend aufgebaut werden und standen vor der Herausforderung, ihre Leistungen zu evaluieren, ihre Versorgungsabläufe im Kontext der vertragsärztlichen Aufgaben zu organisieren, aber auch im Sinn einer externen Qualitätssicherung und eines Krankenhausvergleiches zu belegen. In die Aufbauarbeit für eine PIA in den alten Bundesländern gingen daher die frühen Erfahrungen mit der BADO mit ein. Eigene Untersuchungen in der PIA in Hamburg-Ochsenzoll begannen 1986, aufbauend auf der stationären BADO.

Vor diesem Erfahrungshintergrund waren bei der 1988 in Wunstorf entworfenen Gesamtkonzeption einer ambulanten BADO in der PIA mögliche Fehlentwicklungen und Probleme, die eine erfolgreiche Umsetzung und sinnvolle Nutzung behindern oder untergraben können, schon bekannt. Diese haben nach eigenen Erfahrungen an Aktualität nichts eingebüßt und sollten auch bei der aktuellen Diskussion nicht in Vergessenheit geraten.

Ein Vollständigkeits- und Wissensdrang der Planer von Dokumentationssystemen kann späteren Datenfriedhöfen Vorschub leisten. Das gesetzliche Gebot der Datensparsamkeit ist für viele ein Fremdwort. Ohne konkreten Nutzen für die Praxis, für die „Lieferanten" der Daten leiden Dokumentationen, die nur „top-down" geschaffen werden, bald an Schwächen hinsichtlich der Datenqualität und Vollständigkeit. Sie sollten immer auch eine interne Servicefunktion haben und ein lernendes System bleiben. Eine Verdichtung mit sinnvollen übergeordneten Indikatoren, regelmäßigen Auswertungen und Vermittlung der Ergebnisse nach innen und außen sollten keine Nebensache sein. Strategischer Nutzen bei organischer Einbindung in das Qualitätsmanagement entsteht, wenn Systeme wie die BADO professionell aufgebaut, kompetent mit Ressourcen unterlegt und von der Leitungsebene her unterstützt werden. Klarheit muss beim Datenschutz herrschen. Einseitige Priorisierung von Forschungsanliegen ist ebenso kontraproduktiv wie eine undifferenzierte oder oberflächliche Nutzung.

1.5.2 Bewährtes

Die eigenen, im Jahr 1991 vorgelegten sparsamen Empfehlungen zur ambulanten Basisdokumentation und Leistungserfassung in der PIA [6] trugen dem Rechnung. Die Empfehlungen stellen einen personenbezogenen Datensatz vor, der an die stationäre BADO angepasst ist und mit Fortschreibungen gepflegt werden kann. Er geht auf basale soziodemografische und diagnostische Daten ein, beschreibt die vorangehende ambulante Behandlung, den Zugang, daneben einige soziale Merkmale. Hinzu kommt eine knappe ambulante Leistungsdokumentation. Sie erfasst auf Papier kalendertäglich die beteiligten Berufsgruppen, das Setting (z. B. Hausbesuch), die Art der Intervention (z. B. Gruppenbehandlung, medizinische Maßnahmen, Psychotherapie, Notfallbehandlung u. a.), aber auch Ereignisse und besondere Merkmale der Behandlung wie Notfall, direkt vermiedene stationäre Einweisung, Suizidalität, Behandlungsabbruch. Die Umsetzung erfolgte in den niedersächsischen Landeskrankenhäusern über zentrale Datenbanken mit eigener Fallnummer und wurde lange von den stationären Basis- und Verwaltungsdaten getrennt gehalten. Im Laufe der Jahre wurden die Merkmalskataloge für interne Zwecke erweitert, beispielsweise um Daten zu rechtlichen Aspekten; weiter wurden Verbindungen zu den Praxis- und Rechnungsläufen geschaffen und die fallbezogene Auswertung stationärer Nutzungsdaten ermöglicht. Zusatzmodule wurden in Niedersachsen und andernorts für die Kinder- und Jugendpsychiatrie sowie für forensische Institutsambulanzen entwickelt und eingeführt.

Die ambulante Dokumentation wurde nicht nur modular an die stationäre BADO angekoppelt, sondern auch sinnvoll mit der „Praxisorganisation" und dem Informationssystem des Krankenhauses verbunden. Es hat sich bewährt, ein Basismodul vorzuhalten, das bei Bedarf modular erweitert werden kann.

Eigentlich greift „BADO" zu kurz, das Gesamtkonzept muss auf ein schlankes Informations- und Dokumentationssystem der ambulanten Krankenhausleistungen abgestellt werden. Seine Aufgaben sind stichwortartig:
- Vorhaltung psychiatrischer und personenbezogener Basisdaten,
- Darstellung aktueller Verlaufsdaten und Leistungsdaten, möglichst auch Falldokumentation,
- Unterstützung und „workflow" im vertragsärztlichen Versorgungsablauf,
- Schnittstellen zu Abrechnungsabläufen und Buchhaltung.

Auf dieser Basis kann modular ein Gesamtpaket aufgebaut werden, das zusätzlich externe Einrichtungsvergleiche, Leistungsberichterstattung und gezielte Evaluation ermöglicht. Es kann etwa um Module für Kinder- und Jugendpsychiatrie oder Forensik erweitert werden, wie dies auch in Niedersachsen erfolgt ist.

In der internen Qualitätssicherung ergeben sich aus dieser Infrastruktur wie im stationären Bereich weit reichende Möglichkeiten, dem Behandlungsteam und der Leitung einen strukturierten Routinebericht anzubieten, gezielte klinische Fragestellungen zu verfolgen, das Leistungsgeschehen zu beobachten, Daten mit anderen Informationen zu verknüpfen, etwa der Inanspruchnahme stationärer Leistungen. Gruppenstatistische Auswertungen beschreiben beispielsweise in Zeitreihen die Inanspruchnahme der Einrichtung, der Berufsgruppen, Diagnosenverteilungen, Zuweisungen und Ähnliches. Auch die Angebotsentwicklung und interne betriebswirtschaftliche Analysen können unterstützt werden.

Zentrale Versorgungsaufgaben, Abläufe und Ergebnisse der jeweiligen PIA bleiben auf diese Weise intern im Blick und können bei Bedarf extern dargelegt werden. Es geht zentral darum, die leistungsrechtlich und konzeptionell führenden Aufgaben der PIA abzubilden, etwa Merkmale von „Art, Schwere oder Dauer" der psychischen Störungen, die über die ICD-Klassifikation hinausgehen (etwa Chronizitätsindizes), die Vernetzung mit dem übrigen ambulanten und komplementären Versorgungsumfeld und der stationären Behandlung, die rechtliche und soziale Einbindung sowie Regionalität. Auch können jederzeit die multiprofessionelle Arbeitsweise, die Beanspruchung der nichtärztlichen Berufsgruppen oder besondere Leistungen wie Hausbesuche, Fallbesprechungen, Entlassungsvorbereitung während stationärer Behandlung oder Notfallbehandlungen dargestellt werden. Die Daten bilden das Versorgungsgeschehen und die Leistungen hochspezifisch und praxisgerecht ab.

In Niedersachsen wurden mit den Krankenkassen ab 1993 jährliche externe Leistungsberichte über die wichtigsten Indikatoren vereinbart. Diese beschreiben gruppenstatistisch Parameter wie die Fallzahlentwicklung, die Zahl der Versicherten, die Inanspruchnahmefrequenzen in Tagen, die Verteilung der beteiligten Berufsgruppen, die Zahl der personenbezogen aufgelaufenen Behandlungsquartale und geben eine Diagnose- und Einzugsgebietestatistik. In einer trägerübergreifenden Kooperation der Fachkrankenhäuser, der später hinzukommenden Abteilungen und der Kinder- und Jugendpsychiatrien werden Ergebnisübersichten auf der Landesebene synoptisch dargestellt, bei Arbeitstagungen gemeinsam bewertet, geben also über einen freiwilligen Krankenhausvergleich eine Orientierung für die einzelnen Häuser. Sie wurden in den 90er Jahren bei Vergütungsverhandlungen einbezogen. Besonderheiten einzelner Einrichtungen etwa in der Aufbauphase wurden berücksichtigt. Ergebnisse sind online publiziert [8].

In einer Fortschreibung der Rahmenverträge zu den PIA in Niedersachsen erfolgte im Jahr 2002 eine Erweiterung der Berichtkataloge. Die Merkmale Überweisung durch Vertragsarzt – Zuweisung aus eigener Station/TK werden für das jeweils letzte Jahresquartal berichtet. Unter Verknüpfung mit den stationären BADOdaten kommen Kennwerte zur Dauer der laufenden Behandlung, zur Zahl bisheriger (teil)stationärer psychiatrischer Aufnahmen und zur Dauer der Grunderkrankung seit erster Aufnahme im eigenen Krankenhaus hinzu. Die Berichtvordrucke sind online zugänglich [8]. Erste Ergebnisse zeigten, dass diese Daten abhängig vom Alter der Einrichtung wichtige Informationen darüber geben, ob und wie die Zielgruppe der PIA erreicht wird [3].

Diese Grundkonzeption ist im Rahmen der AG Institutsambulanzen der Bundesdirektorenkonferenz (BDK) von anderen Einrichtungen adaptiert, in verschiedenen technischen Umgebungen realisiert und weiterentwickelt worden, etwa in Hamburg-Ochsenzoll. Hier wurden in einem DV-Gesamtsystem Lösungen entwickelt, bei denen auch klinische Falldokumentation und statistische Auswertung eingebunden sind.

In Verbindung mit Empfehlungen der AG zum Qualitätsmanagement in PIA flossen die Empfehlungen auch in die aufwändigere AmBADO in Bayern ein [9]. Die umfangreichen Merkmalskataloge enthalten Daten zur Person, zur Versicherung, zum Typ der PIA, zu den beteiligten Berufsgruppen, zu den Diagnosen, zum Setting, zum therapeutischen Umfeld, zur Nachbetreuung sowie globale Scores wie die CGI. Es gibt eine Kurzversion. Die AmBADO integriert allerdings nicht Praxisabläufe, die Abrechnung der bayerischen Leistungskomplexe oder individuelle Falldokumentation. Sie wird mit einer einheitlichen Matrix zentral ausgewertet. Bei Visitationen im Rahmen der bayerischen Qualitäts- und Wirtschaftlichkeitsvereinbarungen werden ihre Ergebnisse einbezogen. Ähnlich wie in Niedersachsen werden synoptische Krankenhausvergleiche angestellt.

In etlichen Bundesländern mögen interne oder lokale Lösungen existieren, Ergebnisse wurden aber nicht in eine Qualitätsberichterstattung oder in Qualitäts- und Wirtschaftlichkeitsvereinbarungen mit den Krankenkassen einbezogen. Dies lässt je nach Bundesland seitens der Vertragspartner Fragen offen und scheint hier und da den Eindruck mangelnder Transparenz nahe zu legen. Allerdings setzen Berichtsysteme wie in Niedersachsen und Bayern auch Interesse und Bereitschaft aller Beteiligten voraus, sich fachlich und sachbezogen mit den Ergebnissen auseinanderzusetzen. Das in Niedersachsen entwickelte, noch immer sparsame und „schlanke" Datengerüst kann unverändert als vernünftige, bewährte und in der Praxis gut nutzbare Lösung empfohlen werden.

1.5.3 Perspektiven

Künftige Weiterentwicklungen werden noch stärker auf das komplementäre und ambulante Versorgungsumfeld abheben und erfahren eine zusätzliche Dynamik durch Überlegungen, die Vergütungssysteme in der Psychiatrie generell stärker auf Pauschalen umzustellen, auch in einer Fortentwicklung von Bundespflegesatzverordnung und Personalverordnung Psychiatrie für den stationären Bereich. Man muss auch künftig klar zwischen einer statistischen Analyse und Berichterstattung einerseits und der individuellen Falldokumentation und Abrechnung andererseits unterscheiden. Eine unkontrollierte Herausgabe individualisierter Datensätze an Krankenkassen, wie sie hier und da eingefordert wird, wäre rechtlich unzulässig. Individuelle leistungsrechtliche Fragen sind im gesetzlichen Rahmen unter Einbeziehung der zuständigen Medizinischen Dienstes zu klären. Daher sind die bei Abrechnungen zu übermittelnden Datensätze und eine künftige Nutzung von elektronischen Datenübermittlungen vertraglich und technisch daraufhin zu prüfen, ob die gesetzlichen Schranken beachtet werden. Da die Abrechnungen gemäß § 120 SGB V von Gesetzes wegen nicht mit den Kassenärztlichen Vereinigungen, sondern direkt mit den Krankenkassen erfolgen, ist dabei der Rahmen des § 301 SGB V zu beachten, denn die PIA erbringt eine besondere Krankenhausleistung und gehört leistungsrechtlich nicht zum vertragsärztlichen Bereich. Dieser externe Anwendungszweck ist aber nur einer von vielen.

Als Leitlinien einer künftigen länder- und sektorenübergreifenden Harmonisierung werden aufgrund der hier angedeuteten Erfahrungen mit PIA und BADO über 25 Jahre vorgeschlagen:

- Vorrang des internen Anwendernutzens,
- modularer Aufbau, offene Architektur,
- Verknüpfung mit Organisation, Falldokumentation und Abrechnung,
- minimale gemeinsame Schnittmenge und Merkmalharmonie mit stationären und übrigen ambulanten Bereichen,
- aussagekräftige knappe Indikatorensätze, übersichtliche Darstellung,
- begrenzte Einbindung in externe Berichtebenen und Qualitätsvereinbarungen,
- betrieblich und vertraglich klar vereinbarter Nutzungszweck,
- klare Verantwortlichkeiten, Ressourcen und Vorgaben für Erhebung, Erfassung, Auswertung und Darstellung,
- Einbindung in das gesamte Qualitätsmanagement,
- Datenschutz,
- klare Abgrenzung zwischen statistischer Analyse/individueller klinischer Dokumentation einerseits und Leistungsdokumentation/Abrechnung/Praxisorganisation andererseits.

Wenn ein ambulantes Informations- und Dokumentationssystem zukunftsfähig sein soll, muss es für die Bewältigung weiterer Aufgaben offen sein. Modelle wie das regionale Budget oder die von Kunze überzeugend dargelegte Konzeption einer individualisierten, sich vom Setting lösenden Krankenhausbehandlung [5] können nur abgebildet werden, wenn mittelfristig eine Integration von ambulanter und stationärer BADO und Leistungsdokumentation angestrebt wird, die schlank und flexibel darauf angelegt ist, zentrale für die Patienten- und Behandlungssicherheit notwendige Daten anzubieten, Doppelerfassung zu vermeiden, sich aktuellen Settings und Behandlungsaufträgen anzupassen, ohne den Anwender, insbesondere die Berufsgruppe Arzt, in der individualisierten Behandlungsplanung einzuengen. Besondere Organisations- und Abrechnungsmodalitäten wie integrierte Versorgung, Notfallbehandlung oder auch die Arbeit im Kontext medizinischer Versorgungszentren müssen abgebildet werden. Die neuen personenbezogenen Kennungen für Ärzte und Patienten sind ebenso zu verarbeiten wie veränderte Abrechnungsmodalitäten. Nutzung und Pflege müssen für die beteiligten therapeutischen und pflegerischen Berufsgruppen und für medizinische Hilfsberufe offen sein.

1.5.4 Praktische Folgerungen

Es bleibt zu hoffen, dass die auch aus dem politischen Raum eingebrachten Entwicklungen nicht neue kostenaufwändige Technologie und pflegeintensive Umstellungen nach sich ziehen, die von den eigentlichen Versorgungsabläufen ablenken und die Entfremdung verstärken, die von immer höheren Dokumentationsanforderungen ausgeht. Daher lautet die abschließende Forderung nochmals, auch seitens der DGPPN sehr sparsam zu bleiben und das Rad nicht neu erfinden zu wollen.

Inhaltlich besteht begrenzter Spielraum, den Umfang der sozialen Daten zu reduzieren und einige klinische Daten zu integrieren (etwa Marker für besondere rechtliche Konstellationen oder Gefährdungsmomente). Wichtig könnten Erweiterungen zur Zuweisung, zum übrigen Versorgungsumfeld und zur jeweils geplanten Weiterbehandlung werden, wie sie in Bayern einbezogen sind. Daten über die früheren und aktuellen stationären Behandlungen sollten flexibel eingebunden werden. Die Basisdaten der Personen sollten möglichst breit genutzt und nicht ständig neu erfasst werden, müssen aber von Zeit zu Zeit überprüft werden, um unkritische Fortschreibungen zu vermeiden.

Weitere Konkretisierungen sollten auf Arbeitsgruppenebene praxisnah ausformuliert werden und die Entwicklung der Rahmenbedingungen beachten.

Literatur

1. Cording C, Gaebel W, Spengler A, Stieglitz RD, Geiselhart G, John U, Netzold DW, Schönell H, Spindler P, Krischker S (1995) Die neue psychiatrische Basisdokumentation. Eine Empfehlung der DGPPN zur Qualitätssicherung im (teil)stationären Bereich. Spektrum der Psychiatrie und Nervenheilkunde 24:3–41
2. Dilling H, Balck F, Bosch G, Christiansen U, Eckmann F, Kaiser KH, Kunze H, Seelheim H, Spangenberg H (1982) Die psychiatrische Basisdokumentation. Spektrum der Psychiatrie und Nervenheilkunde 11:147–160
3. Kinzel U, Spengler A, Weig W (2006) Das klinische Leistungsprofil psychiatrischer Institutsambulanzen in Niedersachsen. Krankenhauspsychiatrie 17:79–83
4. Klusmann D, Ibes K, Gross J (1983) Die Sektorisierung einer Universitätsklinik. Psychiatrische Praxis 6:209–216
5. Kunze H (2007) Personenbezogene Behandlung in psychiatrischen Kliniken und darüber hinaus – Gute Praxis und Ökonomie verbinden. Psychiatrische Praxis 34:145–154
6. Spengler A (1991) Arbeitsmaterialien Institutsambulanzen: Empfehlungen zur ambulanten Basisdokumentation und Leistungserfassung. In: Spengler A (Hrsg) Institutsambulanzen in der psychiatrischen Versorgung. Vandenhoek & Ruprecht, Göttingen, S 139–141
7. Spengler A (2003) Psychiatrische Institutsambulanzen – ein Überblick. Nervenarzt 74:476–478
8. Spengler A (2004) Übersichtsmaterial Institutsambulanzen: http://cdl.niedersachsen.de/blob/images/C6251345_L20.pdf

9. Welschehold M, Jordan A, Berger W (2003) Entwicklung und erste Ergebnisse der AmBADO. Ambulante Basisdokumentation der Psychiatrischen Institutsambulanzen der Bayerischen Bezirkskrankenhäuser. Psychiatrische Praxis 30 [Supplement 2]:143–150

1.6 Routinedaten im komplementären Bereich

M. Schützwohl, T. W. Kallert

Einleitung

Das Angebot an allgemeinpsychiatrischen komplementären Versorgungseinrichtungen umfasst Hilfen zur Alltagsbewältigung, wie sie etwa von Tagesstätten, Kontakt- und Beratungsstellen oder auch sozialpsychiatrischen Diensten angeboten werden, Hilfen im Wohnbereich wie sozialtherapeutische Wohnstätten, Außenwohngruppen oder auch Angebote zum ambulant betreuten Wohnen, Hilfen zur beruflichen Integration und Rehabilitation in Werkstätten für behinderte Menschen (WfbM), Zweckbetrieben oder Rehabilitationseinrichtungen für psychisch Kranke (RPK). Das Angebot von sozialpsychiatrischen Diensten schließlich reicht von der Beratung bis hin zu therapeutischen Dienstleistungen. Die verschiedenen Einrichtungstypen unterscheiden sich aber nicht nur mit Blick auf die Angebotsstruktur und das Hilfespektrum, sondern sie sind in der Regel in der Hand unterschiedlicher freier Träger wie Caritas, Diakonie oder Parität, und auch die Finanzierung erfolgt ganz unterschiedlich, zum Großteil über die Träger der Sozialversicherung, die Bundesagentur für Arbeit oder die örtlichen und überörtlichen Sozialhilfeträger. Das Versorgungssystem ist damit im komplementären Bereich besonders durch Komplexität, Heterogenität und Fragmentierung gekennzeichnet.

Während mit dem EBIS-System (EinrichtungsBezogenes InformationsSystem) ein computerisiertes Dokumentationsinstrument zur Verfügung steht, das bundesweit in ambulanten und stationären Suchthilfeeinrichtungen eingesetzt wird, werden im allgemeinpsychiatrischen komplementären Bereich Routinedaten zum Betreuungsprozess nur in wenigen Versorgungsregionen standardisiert und angebots- bzw. sektorenübergreifend erhoben. Im Freistaat Sachsen findet zwar mit der BADO-K ein entsprechendes Dokumentationsinstrument flächendeckend Anwendung [4]. Darüber hinaus ist aber lediglich ein in Baden-Württemberg entwickeltes Modell zur „Qualitätssicherung und Dokumentation im Gemeindepsychiatrischen Verbund" [10] erwähnenswert; dieses ist allerdings bislang nach der Praxiserprobung und deren Auswertung nicht weiter verfolgt worden.

Die Erhebung von Routinedaten im komplementären psychiatrischen Bereich stellt sich damit als insgesamt unbefriedigend dar, da angesichts der weiterhin schnellen Entwicklung der komplementären Versorgungslandschaft ein angebots- und sektorenübergreifendes empirisch gesichertes Wissen über die Nutzer und die Nutzung der vielgestaltigen komplementären Versorgungseinrichtungen für die auf den unterschiedlichsten Ebenen angesiedelten psychiatriespezifischen Koordinierungsgremien [2] unentbehrlich ist und die Auswertung von Routinedaten zur Qualitätssicherung sowie zur Steuerung der psychiatrischen Versorgung beitragen kann – falls die erhobenen Daten entsprechenden Anforderungen genügen, die sich aus einer solchen Zielstellung ergeben.

1.6.1 Anforderungen an die Erhebung von Routinedaten im komplementären Bereich

Die Anforderungen an ein Dokumentationsinstrument im komplementären Bereich sind, wenn die routinemäßig zu erhebenden Daten die Bewertung der Prozess- und Ergebnisqualität der durchgeführten Versorgungsleistungen erlauben und Aussagen über den versorgungsstrukturellen Ablauf ermöglichen sollen, vielfältig. Dies ergibt sich unter anderem aus der skizzierten Heterogenität in Leistungsangebot, Versorgungsprofil und Trägerschaft. Anforderungen lassen sich aber auch aus der Betrachtung der üblichen Haupt- und Nebengütekriterien der Datenerhebung sowie aus rechtlichen Vorgaben und finanziellen Gesichtspunkten ableiten.

- *Berücksichtigung möglichst vieler Einrichtungstypen:* Mit dem Ziel, die Versorgung in ihrer Gesamtheit abzubilden und die Fragmentierung der Einrichtungs- und Trägerstrukturen auf der Basis einer einheitlichen Dokumentation zumindest partiell zu überwinden, muss das Dokumentationsinstrument darauf abzielen, die Gesamtheit der Einrichtungstypen zu berücksichtigen.
- *Vergleichbarkeit der erhobenen Daten:* Die verschiedenen Einrichtungstypen bringen ein ganz unterschiedliches Dokumentationsbedürfnis und einen ganz unterschiedlichen Dokumentationsbedarf mit sich. Da die Implementierung voneinander unabhängiger Erfassungsroutinen aber die Vergleichbarkeit der Daten verhindert, muss die Dokumentation auf der Basis einheitlicher, standardisierter Kerndaten erfolgen. Zudem ist die Kompatibilität mit der im stationären Bereich angewendeten Basisdokumentation (DGPPN-BADO) anzustreben, um die Daten perspektivisch einer weiteren angebotsübergreifenden Auswertung zugänglich zu machen.
- *Praktikabilität:* Die Erfassung von Routinedaten muss den Betreuungsalltag begleiten und daher praktikabel, d.h. einfach in den Arbeitsalltag integrierbar sein.
- *Ökonomie:* Die Dokumentation muss ökonomisch erfolgen, d.h. sie darf gemessen am Informationsgewinn relativ wenige Ressourcen – Zeit und Geld – in Anspruch nehmen.
- *Nützlichkeit:* Die Datenerhebung muss sowohl aus Sicht der den Betreuungsprozess dokumentierenden Mitarbeiter als auch aus Sicht der die

Daten aus- und verwertenden Stellen nützlich sein, d.h. es muss ein praktischer Bedarf zu deren Erhebung bestehen.
- *Zumutbarkeit:* Dokumentationsaufwand und -inhalt müssen sowohl für die Einrichtungsmitarbeiter als auch für die betreuten Klienten absolut und relativ zu dem resultierenden Nutzen zumutbar sein.
- *Beachtung gesetzlicher Bestimmungen:* Die Kompatibilität mit bzw. die Beachtung von relevanten gesetzlichen Bestimmungen ist ein wesentliches Qualitätsmerkmal einer standardisierten und routinemäßigen Datenerhebung. Im Vordergrund stehen hier die datenschutzrechtlichen Problemstellungen, die nicht nur die betreuten Klienten, sondern auch die Einrichtungsmitarbeiter betreffen – und zwar auf allen Ebenen der Datendokumentation und -auswertung (vgl. [5]).
- *Akzeptanz:* Mitarbeiter in psychiatrischen Versorgungseinrichtungen stehen im Allgemeinen einer verordneten Dokumentationspflicht skeptisch gegenüber, weswegen die Qualität der erhobenen Daten ganz wesentlich davon abhängt, ob das Dokumentationsinstrument und der Dokumentationsaufwand von diesen akzeptiert werden. Die Einhaltung der zuvor genannten Gütekriterien – Praktikabilität, Nützlichkeit, Zumutbarkeit, Beachtung gesetzlicher Bestimmungen – trägt, zusammen mit einer umfassenden Aufklärung, hierzu wesentlich bei [11].
- *Datenqualität und Monitoring:* Für Daten, die routinemäßig erhoben werden, um den Betreuungsprozess der komplementären Versorgungseinrichtungen abzubilden, gelten selbstverständlich die üblichen Gütekriterien der Objektivität, Reliabilität und Validität, d.h. die Mitarbeiter müssen die Daten in gleicher Form und möglichst frei von Zufallsfehlern dokumentieren; zudem müssen die Daten in ihrer Interpretierbarkeit belastbar sein. Dies wird besonders dann der Fall sein, wenn die Einrichtungen die Daten selbst zu Berichtzwecken benötigen und daher selbst an deren Qualität interessiert sind. Allerdings scheint, neben einer mit einem umfassenden Glossar hinterlegten Dokumentationsanleitung, auch ein regelmäßiges externes, unabhängiges Monitoring erforderlich.
- *Adaptierbarkeit und Programmwartung:* Die Zielstellungen einer standardisierten routinemäßigen Datenerhebung erfordern, dass das Dokumentationsinstrument inhaltlich weiterentwickelt werden kann, was z.B. die Einarbeitung und Aktualisierung von Einzelfragen und Instrumenten betrifft. Für ein computerisiertes Dokumentationsinstrument bedeutet dies, dass ein Wartungsvertrag mit einer entsprechenden Firma abzuschließen ist. Ein solcher ist im Übrigen auch erforderlich, um die Funktionsfähigkeit im Alltag zu gewährleisten.
- *Finanzierbarkeit und Finanzierung:* Die bisher aufgeführten Anforderungen machen deutlich, dass die Erhebung von Routinedaten im komplementären Bereich erhebliches finanzielles Engagement erfordert.

1.6.2 Die BADO-K

■ **Anwendungsbereich und Aufbau:** Die BADO-K kann in nahezu allen Einrichtungstypen der allgemeinpsychiatrischen komplementären Versorgung sowie in Suchtberatungs- und Suchtbetreuungseinrichtungen Anwendung finden.

Die BADO-K berücksichtigt durch einen modularen Aufbau die Heterogenität der komplementären Einrichtungen; sie besteht aus sechs Modulen zur Erfassung von klientenbezogenen Daten (Grundmodul, Verwaltungsmodul, Modul zur Erfassung von soziodemografischen Daten, Modul zur Erfassung von klinischen Daten, Modul zur Erfassung von versorgungsstrukturellen Daten, Suchtmodul) sowie aus sieben einrichtungsspezifischen Modulen zur Leistungserfassung. Zur Erfassung von Ergebniskriterien ist ein so genanntes Instrumentenmodul hinterlegt; dieses besteht aus den „*Health of the Nations Outcome Scales*" (HoNOS), dem Berliner Lebensqualitätsprofil (BeLP), dem „Camberwell Assessment of Need" (CAN), dem Integrierten Behandlungs- und Rehabilitationsplan (IBRP) sowie dem WfB-Beobachtungs- und Entwicklungsbericht.

■ **Verbreitungsgrad und Anwendungsmodalitäten:** Die BADO-K ist im Freistaat Sachsen in 195 und damit in nahezu allen allgemeinpsychiatrischen komplementären Versorgungseinrichtungen implementiert; hierfür wurden zirka 300 Lizenzen benötigt. Lizenzen wurden darüber hinaus im Großraum Hannover (ca. 40), in Dortmund (ca. 40) sowie in Thüringen (ca. 20) vergeben.

Im Freistaat Sachsen erfolgt die Finanzierung über das Sozialministerium und die Landkreisverwaltungen. Datenerhebung und -dokumentation erfolgen gegenwärtig noch auf freiwilliger Basis. In der seit 1. September 2007 geltenden Fassung des SächsPsychKG ist allerdings in § 7 Abs. 2 festgelegt, dass mit Blick auf die Koordination der psychiatrischen Versorgung die Einrichtungen die von ihnen erbrachten Leistungen dokumentieren und „Inhalt, Form und Zweck der Psychiatrieberichterstattung (...) in einem besonderen Gesetz geregelt werden", d.h. die Einrichtungen werden zukünftig zur Datenerhebung und -dokumentation verpflichtet sein. Das Psychiatrieberichterstattungsgesetz, ein Ergänzungsgesetz zum Sächsischen PsychKG, liegt gegenwärtig jedoch erst in einem Entwurf vor.

■ **Auswertungsmöglichkeiten und -grenzen:** Die mit der BADO-K erhobenen Daten können personen- bzw. fallbezogen oder zusammengefasst unter einem Einrichtungsbezug analysiert werden [7]. Hierzu stehen zwei Programmfunktionen zur Verfügung: die Nutzung von vorgegebenen Auswertungsmöglichkeiten zur Erstellung von Berichten oder Statistiken sowie die Möglichkeit zum Datenexport zur weiteren Bearbeitung. Mit dieser Funktion wird einerseits den Einrichtungen die Möglichkeit gegeben, unabhängig von standardisierten Vorgaben mit den erfassten Daten zu arbeiten. Der Datenexport kann aber andererseits auch dazu genutzt werden, die in allen mit der BADO-K ausgestatteten Einrichtungen erhobenen Daten personenbezogen zusammenzuführen und damit angebots- und sektorenübergreifenden wissenschaftlichen Auswertungen zuzuführen.

Es liegen inzwischen zwei Studien vor, die zur Beantwortung wissenschaftlicher Fragestellungen wesentlich auf die mit der BADO-K erhobenen Daten zurückgreifen. Kluge und Mitarbeiter [6] untersuchten die „Auswirkungen struktureller Faktoren auf die Inanspruchnahme Sozialpsychiatrische Dienste". Hierzu konnten sie auf Daten aus 34 von 45 Diensten zurückgreifen. Mit anspruchsvollen statistischen Auswertungen kommen sie zu sinnvoll interpretierbaren Ergebnissen; die Autoren verweisen aber auch darauf, dass die wenigen Daten einer Routinedokumentation Grenzen aufzeigen. Thema der Dissertationsschrift von Kulke [8] war die „Versorgung chronisch psychisch Kranker in betreuten Wohnformen in Sachsen". Er kommt zwar ebenfalls zu interessanten Befunden; in einer kritischen Diskussion zeigt er aber auf, dass unter den oben skizzierten Anwendungsmodalitäten nur die Basisdaten der Klienten (z.B. Alter, Geschlecht, Betreuungsbeginn) vollständig erhoben wurden und die Validität der dokumentierten Versorgungsleistungen sehr kritisch zu beurteilen ist.

BADO-K und Psychiatrieberichterstattung: Es ist selbstverständlich, dass die BADO-K die Basis der Psychiatrieberichterstattung im Freistaat Sachsen sein wird und die Anwendungsmodalitäten sowie, falls erforderlich, auch das Programm dem angepasst werden. Es obliegt gegenwärtig dem Gesetzgeber, unter Beachtung gesetzlicher Rahmenbedingungen die Daten festzulegen, die zu einer bedarfsgerechten Planung und Strukturierung der Versorgungslandschaft, zur Implementierung von Qualitätssicherungszyklen sowie zur wissenschaftlichen Begleitforschung herangezogen werden sollen. Dabei kann auf Überlegungen von Becker und Mitarbeitern [1] zurückgegriffen werden, die bereits einen entsprechenden Datensatz definiert haben. Dieser korrespondiert in wesentlichen Bereichen mit dem „Mental Health Minimum Data Set" [3], erscheint aber gleichzeitig sehr umfangreich. Er unterscheidet auch nicht zwischen den verschiedenen Einrichtungsformen und lässt damit die unterschiedlichen Dokumentationsmöglichkeiten unberücksichtigt. Da nicht in allen komplementären Versorgungseinrichtungen medizinisches oder psychologisches Fachpersonal vorhanden ist, wird die Erfassung wesentlicher klinischer Daten nicht durchgängig zuverlässig erfolgen können, und in Einrichtungen mit niederschwelligem Angebot werden die grundlegenden soziodemografischen Daten nicht erfasst werden können. Nicht zuletzt in diesem Zusammenhang bleibt somit offen, inwieweit es möglich sein wird, die definierten Daten unter Beachtung der oben skizzierten Anforderungen zu erfassen.

Es sei abschließend angemerkt, dass die Auswertung der Routinedaten aus dem komplementären Bereich im Rahmen regionaler Bestandaufnahmen der psychiatrischen Versorgung nur einen Baustein bilden kann; zur Bewertung und Steuerung der Versorgung sind weitere Indikatoren heranzuziehen, wie sie etwa von Rössler und Salize [9] definiert wurden.

1.6.3 Praktische Folgerungen

Aus der nunmehr zehnjährigen Erfahrung mit dem Prozess, die BADO-K im Freistaat Sachsen zunächst zu entwickeln, in allen komplementären Einrichtungen zu installieren und schließlich die damit generierten Daten Auswertungen zugänglich zu machen, lassen sich die nachfolgenden Feststellungen ableiten, die darauf abzielen, andernorts erfolgende ähnliche Vorhaben vor Implementierungsproblemen zu bewahren:

- Unabdingbar ist eine gesundheitspolitische und gesetzlich eindeutig verankerte Basis für die Erfassung von Routinedaten in komplementären Einrichtungen. Nur so kann die nötige Rechtssicherheit in einem sensiblen Datenbereich hergestellt werden. Auf dieser Basis lässt sich dann auch die Trägervielfalt hinter ein trägerübergreifendes Projekt versammeln bzw. hierauf verpflichten.
- Dem frühzeitigen und kontinuierlichen Einbezug zuständiger Datenschützer kommt ebenfalls höchste Priorität zu. Die hier bestehende, und vor allem aus der Trägervielfalt begründete Heterogenität von Zuständigkeiten auf diesem Feld ist dabei allerdings hinderlich. Insbesondere bietet sie Anlass, nötige Konsensbildungen zu verzögern, zumal hier fachliche, politische und rechtliche Interessen deutlich divergieren, z. B. bei der Definition der in jeder Einrichtung obligatorischen einzelfallbezogen Daten und bei deren Berichtspflicht in anonymisierter bzw. aggregierter Form.
- Ohne eine ausreichende kontinuierliche personelle Ausstattung in allen Projektstadien – von der Softwarekonzipierung über die Schulung von Mitarbeitern bis hin zur Auswertung erhobener Routinedaten – lassen sich erhebliche Zeitverzögerungen nicht vermeiden. Dabei kann die personelle Ausstattung nicht ausschließlich von den Einrichtungen bzw. deren Trägern geleistet werden.
- Deren aktive Teilnahme an Softwareentwicklung, Programmimplementierung und -pflege, nicht zuletzt Überprüfung der eigenen Datenqualität, ist absolut unverzichtbar. Dieses hohe Engagement kann auf der Ebene des einzelnen Mitarbeiters nur dann ausreichend gewährt werden, wenn die auf anderen Ebenen nötige und oben skizzierte Unterstützung verlässlich geleistet wird. Ansonsten besteht die Gefahr der Demotivierung durch Verzögerungen und Brüche in dem Prozess der Implementierung eines standardisierten Dokumentationssystems, der dann zu einer von der eigenen Arbeitsrealität entkoppelten „l'art pour l'art" verkommt.

Literatur

1. Becker T, Kluge H, Kallert TW (2001) Standardisierte Dokumentation und Psychiatrieberichterstattung. In: Kallert TW, Becker T (Hrsg) Basisdokumentation in der Gemeindepsychiatrie. Psychiatrie-Verlag, Bonn, S 155–182
2. Bramesfeld A, Wismar M (2003) Das dritte Standbein der Psychiatrie. Strukturen der Koordination und Planung der psychiatrischen Versorgung in Deutschland. Psychiatrische Praxis 30:318–325

3. Glover GR (2000) A comprehensive clinical database for mental health care in England. Social Psychiatry and Psychiatric Epidemiology 35:523–529
4. Kallert TW, Becker T (Hrsg) (2001) Basisdokumentation in der Gemeindepsychiatrie. Psychiatrie-Verlag, Bonn
5. Kallert TW, Becker T, Schützwohl M, Kluge H, Bach O (2001) Zur Reflexion rechtlicher Problemstellungen auf den Entwicklungsprozess einer Basisdokumentation für komplementäre psychiatrische Versorgungseinrichtungen. In: Kallert TW, Becker T (Hrsg) Basisdokumentation in der Gemeindepsychiatrie. Psychiatrie-Verlag, Bonn, S 68–93
6. Kluge H, Becker T, Kallert TW, Matschinger H, Angermeyer M (2007) Auswirkungen struktureller Faktoren auf die Inanspruchnahme Sozialpsychiatrischer Dienste – eine Mehrebenenanalyse. Psychiatrische Praxis 34:20–25
7. Kluge H, Kulke C (2001) Nutzungsmöglichkeiten einer Basisdokumentation in der Gemeindepsychiatrie. In: Kallert TW, Becker T (Hrsg) Basisdokumentation in der Gemeindepsychiatrie. Psychiatrie-Verlag, Bonn, S 115–139
8. Kulke C (2008) Die Versorgung chronisch psychisch Kranker in betreuten Wohnformen in Sachsen. Eine empirische Analyse auf Grundlage von Daten der Basisdokumentation im komplementären psychiatrischen Bereich in Sachsen (BADO-K). Dissertationsschrift an der Technischen Universität Dresden
9. Rössler W, Salize HJ (1996) Die psychiatrische Versorgung chronisch psychisch Kranker – Daten, Fakten, Analysen [Schriftenreihe des Bundesministeriums für Gesundheit, Bd. 77]. Nomos, Baden-Baden
10. Salize HJ, Bullenkamp J, Wolf I, Ascher I (1999) Qualitätssicherung und Dokumentation im Gemeindepsychiatrischen Verbund. Sozialministerium Baden-Württemberg, Stuttgart
11. Schützwohl M, Kluge H, Kulke C (2001) Beurteilung der BADO-K durch Mitarbeiter aus komplementären psychiatrischen Versorgungseinrichtungen. In: Kallert TW, Becker T (Hrsg) Basisdokumentation in der Gemeindepsychiatrie. Psychiatrie-Verlag, Bonn, S 140–155

1.7 Routinedaten – die Perspektive der Niedergelassenen

F. Bergmann

Einleitung

Routinedaten in der Psychiatrie sind im Bereich der ambulanten vertragsärztlichen Versorgung rar gesät. Dies hat unter anderem etwas zu tun mit der Sektorisierung in der ambulanten psychiatrisch-psychotherapeutischen Versorgung die der Tabelle 1.3 zu entnehmen ist.

1.7.1 Routinedaten in der kassenärztlichen Praxis

Routinedaten werden im Rahmen der Abrechnung durch die Kassenärztliche Vereinigung erhoben an der so genannten „ADT"-Schnittstelle: Dabei handelt es sich um die Stammdaten der GKV-Patienten, die nach ICD-10

Tabelle 1.3. Sektionierung in der ambulanten psychiatrisch-psychotherapeutischen Versorgung

Nervenärzte	Sozialpsychiatrische Dienste Komplementäre Angebote
Psychiater	Psychologen
Hausärzte	Ergotherapie
Psychiatrische Institutsambulanz	Pflege

verschlüsselten Diagnosen und Gebührenordnungspositionen des EBM (einheitlicher Bewertungsmaßstab). Ferner werden so genannte Überweisungsfälle dokumentiert.

Bereits bei der Übermittlung der Diagnosen ist auf eine erhebliche Unschärfe im Bereich dieser Schnittstelle hinzuweisen, da bei den übermittelten Diagnosen aktuelle bzw. durch viele Quartale oder Jahre aus unterschiedlichen Gründen mitgeführte „Dauerdiagnosen" nicht unterschieden werden können.

Die Kassen verfügen über Daten, die ihnen von Rechenzentren zur Verfügung gestellt werden zu Arzneimittelausgaben, Heilmittelverordnungen, ferner Angaben über Arbeitsunfähigkeitszeiten, Einweisungen und stationäre Aufenthalte sowie Rehaverfahren.

Im Auftrage der neuropsychiatrischen Berufsverbände BVDN, BDN und BVDP wurde aufgrund der dürftigen Datenlage ein Gutachten beim IGES (Institut für Gesundheits- und Sozialforschung GmbH) in Berlin in Auftrag gegeben. Dieses Gutachten wurde 2007 vorgelegt: „Strukturen und Finanzierungen der neurologischen und psychiatrischen Versorgung". In diesem Gutachten wurde unter anderem auf die erhebliche Zunahme der Arbeitsunfähigkeitszeiten aufgrund psychischer Erkrankungen hingewiesen.

Es wurde in einem Vergleich zu anderen Erkrankungen die Bedeutung der Krankheitskosten dargelegt, die durch psychische und Verhaltensstörungen (F00–F99), durch Krankheiten des Nervensystems (G00–G99) sowie durch cerebrovaskuläre Erkrankungen (I60–I69) hervorgerufen werden (Abb. 1.4).

Ferner belegte das Gutachten die nicht unerhebliche Fallzunahme je Arzt in der vertragsärzlichen neurologischen und psychiatrischen Versorgung (Abb. 1.5). Darüber hinaus zeigte das Gutachten auch die dazu völlig konträre Entwicklung der Honorarentwicklung im neuropsychiatrischen Ver-

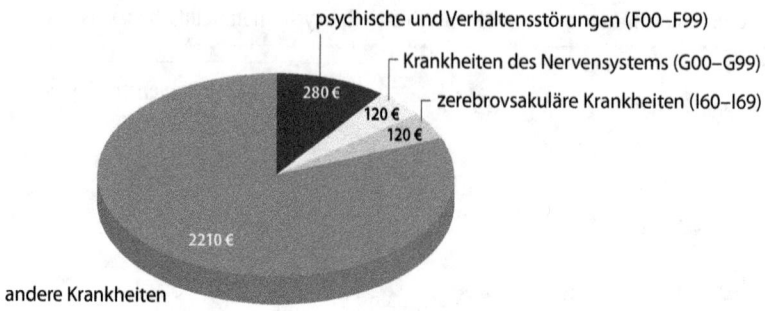

Abb. 1.4. Krankheitskosten durch die Behandlung psychischer und Verhaltensstörungen, Krankheiten des Nervensystems und zerebrovaskuläre Erkrankungen im Verhältnis zu anderen Erkrankungen

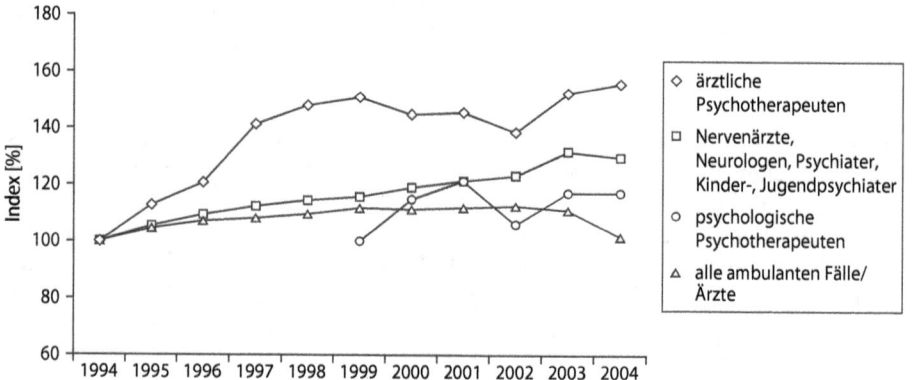

Abb. 1.5. Fallzunahme je Arzt in der vertragsärztlichen neuropsychiatrischen Versorgung von 1994 bis 2004

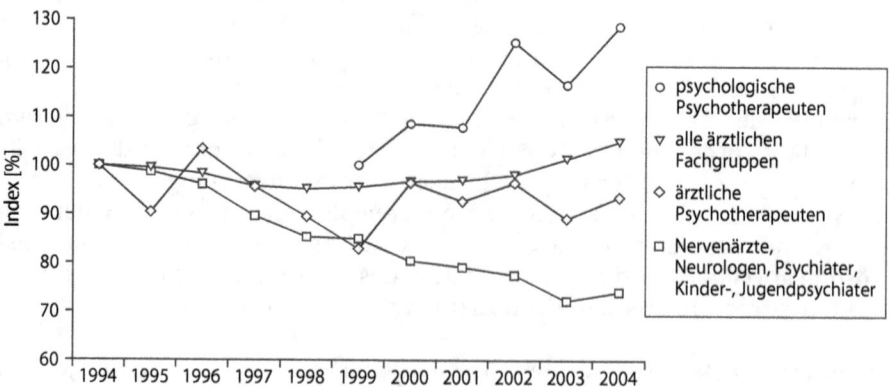

Abb. 1.6. Honorarentwicklung bei Ärzten im neuropsychiatrischen Versorgungssektor von 1994 bis 2004

3.3	Weitere psychiatrische Diagnosen (*Auszufüllen nur bei Aufnahme und Jahresuntersuchung*)	☐ nein	☐ ja
		ICD-10:F	
		ICD-10:F	
		ICD-10:F	
3.4	Weitere somatische Diagnosen (*Auszufüllen nur bei Aufnahme und Jahresuntersuchung*)	☐ nein	☐ ja
		ICD-10:	
		ICD-10:	
		ICD-10:	

4.	Psychosoziale Belastung:					
	☐ 0 keine	☐ 1 leicht	☐ 2 mittel	☐ 3 schwer	☐ 4 extrem	☐ 5 katastrophal

5.	Suizidversuche:		
5.1	In der Vorgeschichte:	☐ nein	☐ ja
5.2	Seit letzter IV-Dokumentation	☐ nein	☐ ja

6.	Therapieplan am Ende dieser Konsultation			
6.1	Psychopharmaka		☐ nein	☐ ja
	Präparat (Wirkstoff)			Tagesdosis (mg)
	1.			
	2.			
	3.			
	4.			
	5.			
	6.			
6.2	Medikamentencompliance:	1 ☐ gut	2 ☐ mittel	3 ☐ schlecht
6.3	Nicht medikamentöse Therapieformen		☐ nein	☐ ja
	1. Psychoedukation			☐ ja
	2. Psychotherapie			☐ ja
	3. Sonstige:			☐ ja

Abb. 1.7. Ausschnitt einer Verlaufsdokumentation aus dem integrierten Versorgungsprojekt „Seelische Gesundheit" in Aachen

sorgungssektor auf, die sich in den letzten zehn Jahren erheblich von der durchaus positiven Honorarentwicklung aller übrigen ärztlichen Fachgruppen entfernt hat (Abb. 1.6).

Im Auftrage der Kassenärztlichen Bundesvereinigung wurde im April 2008 ein Gutachten der medizinischen Hochschule Hannover vorgelegt zu Strukturfragen der ambulanten psychiatrischen Versorgung und zwar durch Dr. Melchinger [1]. Hier wurden insbesondere Daten zu den psychiatrischen Versorgungssektoren vorgelegt, die nicht über die Kassenärztlichen Vereinigungen abgerechnet und finanziert werden.

Ein weiteres Gutachten bei IGES wird derzeit ausgearbeitet. Es beschäftigt sich mit Detailfragen der Inanspruchnahme neurologischer und psychiatrischer Versorgungsleistungen in den unterschiedlichen Versorgungssektoren.

Die Legende zu einer Gebührenordnungsziffer des EBM – als Grundlage der Honorarabrechnung im vertragsärztlichen Bereich – kann anhand der darin genannten obligaten und fakultativen Leistungsinhalte folgendes deutlich machen: Im Rahmen der Abrechnung werden im Zusammenhang mit den Dokumentationspflichten keine weiteren auswertbaren Routinedaten im Bereich der GKV erhoben.

Es wurde zusammenfassend dargestellt, dass in der kollektivvertraglichen Versorgung weder Verlaufsdaten zu neurologischen und psychischen Erkrankungen noch die klinische Schwere der Erkrankung aus den dokumentierten Daten erkennbar sind. Auch der Hintergrund einer Pharmakotherapie (kurativ oder z. B. im Rahmen der Sekundärprophylaxe) ist ebenso wenig erkennbar wie Qualitätsindikatoren oder Daten zur Lebensqualität.

Anhand von wesentlich ausführlicheren und aussagekräftigeren Dokumentationsbeispielen aus dem integrierten Versorgungsprojekt „Seelische Gesundheit" in Aachen (IV-Projekt nach § 140 ff) konnte gezeigt werden, dass Dokumentation zeit- und kostenintensiv ist. Ein Beispiel für die Inhalte dieser Verlaufsdokumentation ergibt sich aus der Abb. 1.7.

1.7.2 Zusammenfassung und praktische Folgerungen

Die Erhebung patienten- und krankheitsspezifischer Routinedaten kann als ein wesentliches Strukturkriterium integrierter Versorgung angesehen werden.

Ein hoher Versorgungsdruck in Kliniken und Praxen, der bürokratische Aufwand und die notwendige Honorierung dieses Aufwandes beschreiben das Spannungsfeld.

Aus versorgungspolitischer Sicht besteht ein sehr hoher Bedarf nach einer besser strukturierten und vernetzten Versorgung. Hoher Versorgungsdruck und steigende Fallzahlen bei Krankheitsbildern, die in ihrer Gesamtheit für rund 25% aller Ausgaben der GKV verantwortlich sind, lassen wenig Spielraum für kleinräumige Experimente, und vor allem ebenso wenig Raum für überbordende Bürokratie in der vertragsärztlichen Praxis oder in der Klinik.

Verlaufs- und Qualitätsindikatoren müssen insofern in der Routineversorgung einfach und problemlos zu erfassen sein. Elaborierte Studienprotokolle sind in der vertragsärztlichen Versorgung deplaziert.

Literatur

1. http://www.bvdn.de

2 Sektorübergreifende Qualitätssicherung

2.1 Routinedaten und Qualitätssicherung

B. Janssen

2.1.1 Was sind Routinedaten?

Der Begriff „Routinedaten" wird in der Medizin häufig ohne Vorliegen einer klaren inhaltlichen Definition angewendet. Routinedaten unterscheiden sich erheblich zwischen verschiedenen Versorgungssektoren und Bereichen des Gesundheitssystems.

So beinhaltet der Begriff „Routinedaten" z.B. die administrativen Daten zur Abrechnung mit den Kostenträgern (sog. § 301-Daten). Diese Daten enthalten wenig medizinisch relevante Informationen. Außer der Diagnose werden fast ausschließlich kostenrelevante Daten übermittelt und aggregiert (Verweildauer, Wiederaufnahmerate des einzelnen Patienten, Fallzahlentwicklungen etc.) Ebenso werden Strukturdaten von einzelnen Kliniken durch die Kostenträger erfasst, z.B. die Anzahl der tagesklinischen Plätze, gelegentlich auch Schwerpunkte, z.B. gerontopsychiatrische Betten etc.

Allerdings werden im Rahmen der medizinischen Behandlung von allen an der Behandlung Beteiligten immer auch inhaltlich relevante Daten routinemäßig erfasst und in der so genannten Kurve dokumentiert. Diese „Kurven" oder Krankenblätter jedoch sind in der Regel von Krankenhaus zu Krankenhaus oder sogar von Station zu Station unterschiedlich. Damit ist ein Vergleich von Behandlungsstrategien oder gar des Behandlungserfolgs auf einer übergeordneten Ebene nicht möglich.

Routinedaten, die versuchen, dieses Dilemma zwischen mangelnder inhaltlicher Relevanz auf der einen Seite und mangelnder Vergleichbarkeit auf der anderen Seite zu lösen, werden im deutschen Gesundheitssystem von verschiedenster Seite erhoben bzw. eingefordert. Dazu gehören z.B. das Meldewesen bezüglich Infektionskrankheiten, die Bemühungen der Bundesstelle für Qualitätssicherung zur Erfassung von Qualitätsindikatoren unterschiedlicher medizinischer Bereiche und, eine Besonderheit in der Psychiatrie, die Erfassung der Häufigkeiten von Psych-KG-Maßnahmen auf Länderebene, inklusive der regelmäßigen Überprüfung der Einhaltung der rechtlichen Grundlagen durch die Begehungskommissionen.

All diese Routinedaten (§ 301-Daten, Kurven, BQS-Daten, Psych-KG-Auswertungen etc.) stehen ohne Querverbindungen nebeneinander; eine statistische Auswertung oder gar inhaltliche Verknüpfung wird und kann nicht vorgenommen werden.

Was spricht nun, trotz erheblicher inhaltlicher Schwachstellen, für den Nutzen von Routinedaten? Sie sind leicht und kostengünstig generierbar, da ihre Erhebung seit Jahren bereits in der Routine etabliert ist, außerdem liegen sie vollständig vor. Hinzukommt, dass sie prinzipiell vergleichbar sind und so klinikübergreifende Aussagen ermöglichen könnten.

2.1.2 Was ist Qualität?

Qualität in der Medizin beinhaltet inzwischen nicht mehr nur die subjektive Güte einer Behandlung, sondern muss sich auch an der Erfüllung eines evidenzbasierten Standards messen lassen [1, 3]. Zusätzlich spielt der Kostenaspekt eine zunehmend wichtigere Rolle [7], sodass der Nutzen von Qualität immer in Relation zu den Kosten vor dem Hintergrund der vorhandenen Ressourcen beurteilt werden muss [4].

Qualitätssicherung bedeutet in diesem Zusammenhang die Messung und Erfassung des Qualitätsstandards einer Institution oder Gruppe und ist damit die Basis für eine ständige Qualitätsverbesserung. Genau für diesen Prozess müssen Qualitätsindikatoren festgelegt werden, die bestimmten Ansprüchen genügen, nämlich (nach [5]):

- Relevanz für Morbidität, Mortalität und Kosten,
- Reliabilität und Validität der Messung,
- hohe Veränderungssensitivität,
- definierter Referenzbereich (Standards, interne/externe Vergleiche),
- praktikabler Aufwand bei der Datenerhebung,
- Gewährleistung einer ausreichenden Risikoadjustierung,
- Möglichkeit einer individuellen Modifikation der gewählten Indikatoren.

2.1.3 Routinedaten und Qualität – passt das zusammen?

Der Vorteil von Routinedaten bezüglich ihrer Reliabilität, Validität, Vollständigkeit und Verfügbarkeit ist dargestellt worden, aber können Routinedaten die Anforderungen eines Qualitätsindikators erfüllen?

Die genannten Vorteile von Routinedaten in der klinischen Behandlung sollten und können zur Qualitätssicherung genutzt werden. In klinischen Studien zeigte sich, dass Routinedaten zur Problemerkennung nutzbar sind, wenn sie vergleichend ausgewertet werden [2]. Alleine der Vergleich von Verweildauern oder Wiederaufnahmeraten von Patienten einer bestimmten Diagnose zwischen Kliniken kann Hinweise auf erhebliche qualitative Unterschiede geben.

Allerdings liefern diese Daten keinen Hinweis auf mögliche Standards oder Referenzbereiche (schon gar nicht bezüglich interner Prozesse), entbehren jeglicher Risikoadjustierung und sind bezüglich einer Qualitätsoptimierung in nur sehr geringem Ausmaß veränderungssensitiv. Eine individuelle Modifikation der Indikatoren, wie von Richter [5] gefordert, ist bei Routinedaten, deren inhaltliche Gestaltung in der Regel von Kostenträgern oder Kontrollinstanzen vorgegeben wird, ebenfalls nicht möglich.

Routinedaten und Qualität passen also zusammen, aber Routinedaten sind zur Zeit im Wesentlichen als Unterstützung zur Problemerkennung nutzbar. Um eine Qualitätsverbesserung im Sinne eines Qualitätsmanagements durchzuführen, bedarf es aktuell der Erfassung und Evaluation spezifischer Qualitätsdaten, die über die Routinedaten hinausgehen. Nur diese qualitätsrelevanten Daten lassen Rückschlüsse auf Behandlungsprozesse zu und machen Veränderungen messbar und transparent. Die Erfassung solcher Qualitätsindikatoren ist jedoch nur mit zusätzlichem Arbeitsaufwand leistbar. Hier gilt es, einen Kompromiss zwischen Wünschenswertem und Machbarem zu finden, auch, um eine möglichst große Akzeptanz für die datengestützte Qualitätsverbesserung in der klinischen Behandlung zu erreichen.

2.1.4 Zusammenfassung und praktische Folgerungen

Routinedaten sind die Basis für eine praktikable Qualitätssicherung, aber sie allein sind als Qualitätsindikatoren zur Qualitätssicherung nicht ausreichend. Die Ergänzung von Routinedaten um einen praktikablen Satz von Qualitätsindikatoren könnte ein sinnvoller und machbarer Weg zu einer inhaltlich relevanten Qualitätssicherung sein.

„Es existieren durchaus viel versprechende Ansätze zur Qualitätsdarstellung auf der Basis von Routinedaten. Bis zu dem Punkt, diese als verlässliche Information über die Behandlungsqualität bezeichnen zu können, bedarf es jedoch noch einiger Weiterentwicklung" [6].

Literatur

1. Donabedian A (1966) Evaluating the quality of medical care. In: The Milbank Mem Fund Q. Jul 44(3), Suppl:166–206
2. Janssen B, Menke R, Gaebel W (2006) Qualitätssicherung in der Versorgung schizophren erkrankter Patienten. Nervenheilkunde 25, 1:65–68
3. Fifer WR (1980) Innovation in medical care evaluation. Top Health Rec Manage 1(2):3–4
4. Palmer RH, Lawthers AG (1991) Promoting ambulatory care quality. QA Rev 3(5):1, 8
5. Richter D (2004) Qualitätsindikatoren für die psychiatrische Versorgung – Eine Übersicht über Kriterien, Methoden und Probleme. Krankenhauspsychiatrie 15: 104–113

6. Siebers L, Roeder N, Heumann M (2007) Möglichkeiten und Chancen der Analyse von Qualitätskriterien auf der Basis von DRG-Routinedaten. Das Krankenhaus, S 838–843
7. Williamson JW, Braswell HR, Horn SD, Lohmeyer S (1978) Priority setting in quality assurance: reliability of staff judgments in medical institutions. Med Care 16 (11):931–940

2.2 Routinedaten – Klinische Pfade und Krankenhausinformationssystem

F. GODEMANN, I. HAUTH

Einleitung

Der Zusammenhang zwischen den drei Begriffsfeldern Routinedaten, Behandlungspfade und Krankenhausinformationssystem (KIS) erschließt sich nicht unmittelbar. Die Zusammenstellung dieser Begriffe wirft vermutlich eher Fragen auf: Wann sind gut konzipierte und praxisnah umgesetzte Behandlungspfade sinnvoll? Können Behandlungspfade in der Zukunft in der Psychiatrie zur Routine werden? Daraus folgernd: Können im Rahmen der Umsetzung von Behandlungspfaden Routinedaten erhoben werden, die einen weitergehenden Sinn erfüllen? Welche Bedingungen müssen erfüllt sein, damit aus Behandlungspfaden diese Routinedaten entstehen? Könnte ein leistungsstarkes KIS eine der notwendigen Voraussetzungen sein, um Routinedaten aus Behandlungspfaden zu generieren? Durch diese Fragen wird der Dreisprung Routinedaten, Behandlungspfade und KIS besser nachvollziehbar. Im Folgenden soll versucht werden, auf die Fragen Antworten zu finden.

2.2.1 Behandlungspfade

Behandlungspfade legen die ideale Abfolge und die terminliche Abstimmung der wichtigsten diagnostischen und therapeutischen Interventionen fest. Sie unterstützen die Koordinierung verschiedener Berufsgruppen und Fachgebiete, die an der Behandlung von Patienten beteiligt sind. Die Transparenz der Behandlung soll durch Behandlungspfade erhöht werden. Sie sind ein Managementinstrument, mit dem häufig die Implementierung von Leitlinien unterstützt werden soll.

Welchen Nutzen kann die Einführung klinischer Pfade haben?
- Die Leistungen der Klinik können transparenter dargestellt werden.
- Die Einhaltung verabredeter Standards kann besser verwirklicht, aber auch kontrolliert werden (Erhebung prozessorientierter Daten).
- Optimierungsmöglichkeiten bezüglich der Qualität und der Wirtschaftlichkeit werden erkennbar.

Die Beschreibung der sinnvollen Einsatzmöglichkeiten von Behandlungspfaden lassen sich damit grob in zwei Kategorien einteilen: zum einen eine Optimierung der Diagnostik und Behandlung zum Wohle des Patienten, zum anderen die Generierung von Leistungsdaten im Sinne von Ist-Soll-Kennziffern als Managementinstrument oder als Berichtswesen gegenüber den Krankenkassen. Im günstigsten Fall sind Pfade in der Lage, beide Zwecke zu erfüllen.

Die Analyse von Routinedaten rekurriert auf den zweiten Punkt. Es ist auch zu erwarten, dass der Antrieb zur Entwicklung von Behandlungspfaden eher von den Kostenträgern kommen wird, da sie bei stetig steigenden Krankenhauskosten die Psychiatrie verstärkt in den Blick nehmen werden und zu erwarten ist, dass im Rahmen eines neuen Entgeltsystems die Leistungskomponente stärker betont werden soll. Dies macht es notwendig, dass psychiatrische Kliniken stärker in der Lage sein müssen, ihre Leistungen zu beschreiben. Routinedaten, gewonnen aus der Abbildung von Behandlungsprozessen, könnten diesem Ansinnen der Kassen und des Gesetzgebers entsprechen.

Die Perspektive der Krankenkasse und des Gesetzgebers ist grundsätzlich einfach. Sie erwarten, dass sie für die eingesetzten Ressourcen ein Maximum an Leistung erhalten. Dabei sind die bisher im stationär-psychiatrischen Bereich erhobenen Daten nur sehr bedingt geeignet, die Leistungsseite abzubilden. Welche Routinedaten, die im Zusammenhang mit Behandlungspfaden stehen könnten, liegen bisher vor?

- *Ergebnismessung:* Die von der DGPPN vorgeschlagenen Items der BADO liefern nur ansatzweise veränderungssensitive und spezifische Angaben zum Erfolg von Behandlungen.
- *Prozessqualität:* Angaben zur Qualität des Behandlungsprozesses liegen in den Krankenhäusern nicht vor.
- *Kostenerfassung und -kontrolle:* Im Sinne einer Kostenträgerperspektive (Was kostet die Behandlung einer schizophrenen Psychose?) handelt es sich um eine „black box".
- *Risikomanagement:* Die BADO liefert nur einige wenige Hinweise für die Qualität des Risikomanagements (z. B. Anzahl der Suizidversuche/1000 Patienten).

Dabei wäre es aus Sicht des Gesetzgebers und der Krankenkassen wünschenswert, auf der Grundlage von Routinedaten folgende Fragen beantworten zu können: Wie viele spezifische Ressourcen kommen dem einzelnen Patienten zugute? Ist es möglich, an spezifischen Indikatoren der Behandlung die Ressourceneinsparung für die Zukunft, d. h. vor allem die Verhinderung weiterer stationärer Aufenthalte, abzulesen? Finden diese eventuell syndromspezifischen Einschätzungen Anwendung? Wie hoch ist der Anteil leitliniengerechter Behandlung?

Behandlungspfade könnten dazu beitragen, diese Informationen zu geben [5]. Beispielsweise kann in Behandlungspfaden eine Norm definiert und die Normabweichung dargestellt werden (z. B. Anteil der MRT vom Kopf bei der Erstdiagnose „Schizophrenie"). Behandlungspfade könnten

Aussagen darüber zulassen, wie hoch der Ressourcenverbrauch in Abhängigkeit von Diagnose, Behandlungsabschnitt und Konformität mit dem Pfad ist (Personalzeiten, Verwendung apparativer Diagnostik, pharmakologische Behandlung). Syndromspezifische Skalen könnten Verwendung finden, um eine genauere Ergebnismessung zu ermöglichen, besonders wenn diese sensitiv für die Frage einer erneuten stationären Aufnahme wären. Nach Etablierung von Behandlungspfaden wäre es möglich, gezielt Pfade zu modifizieren und die Effekte zu bewerten.

Behandlungspfade scheinen eine richtige Antwort auf den Wunsch nach relevanten Routinedaten zu sein, aber über das Stadium einer konzeptionellen Planung gehen die Bemühungen meist nicht hinaus. Wenn man die Gründe analysiert, warum bisher klinische Pfade in der Psychiatrie und Psychotherapie bis auf wenige Ausnahmen (z.B. Diagnostik demenzieller Störungen) [4] nicht um- und eingesetzt wurden, lassen sich verschiedene Gründe finden:

- Pfade sind in der Entwicklung sehr aufwändig. Die inhaltliche Entwicklung braucht einen langen Atem, der nicht in jeder institutionellen Einrichtung gegeben ist. So liegen im psychiatrischen Bereich publikatorisch vor allem Pfade für den Umgang mit Suizidalität und Suizidversuchen vor, die den hohen Aufwand für die Erstellung eines Pfades deutlich machen. In dieser Publikation wird aber nur beschrieben, wie häufig welcher Weg im Pfad verwendet wurde, ohne weitere qualitative Aussagen zu machen [1]. Dies ist angesichts der hohen Erwartungen, mit denen Behandlungspfade verknüpft sind, eher enttäuschend.
- Die Hauptziele Ökonomie und Leitlinienorientierung sind nicht automatisch zur Deckung zu bringen. Es besteht bei der Realisierung von Pfaden immer die Gefahr, dass die Ziele zwischen diesen beiden Polen hin- und herpendeln, auch weil unterschiedliche Protagonisten diese Ziele verfolgen und es damit zu einer Paralysierung in der Entwicklung kommt.
- Erste (papiergebundene) Versionen von Behandlungspfaden [2] lassen bei den Nutzern nicht den Eindruck aufkommen, dass das Instrument der Pfade dem Bürokratieabbau dient.
- Der stationäre Sektor befindet sich im Hinblick auf ein mögliches neues Entgeltsystem in einem Zustand der Erwartungsangst. Die Erfahrungen mit der Einführung des DRG-Systems sind mit der Erwartung verbunden, dass Leistungen deutlich stärker rationiert werden und deutlich mehr Leistungsdaten übermittelt werden müssen. Es ist unklar, wie neue Entgeltsysteme aussehen werden und welche Routinedaten erfasst und übermittelt werden sollen. Angesichts der unklaren Situation ziehen es die meisten Träger vor, die Vorgaben des Gesetzgebers abzuwarten.
- Behandlungspfade werden von den Anwendern häufig mit einer Einschränkung der Entscheidungsfreiheit gleichgesetzt. Dies stößt verständlicherweise auf erhebliche Vorbehalte, da die ärztliche Entscheidungsfreiheit, auch wenn sie als Absolutum betrachtet schon immer eine Fiktion war, integraler Bestandteil des ärztlichen Selbstverständnisses ist.

2.2.2 Praktische Erfahrungen

Im Krankenhausträgerverbund der Alexianerbrüder sind seit zwei Jahren Behandlungspfade für die Diagnostik und Behandlung schizophrener Psychosen im Einsatz (vgl. Abb. 2.1, 2.2). Im letzten Jahr hat eine Erweiterung auf die Diagnose Alkoholabhängigkeit stattgefunden. Die Kapitel F0 und F3 sind unmittelbar vor der Fertigstellung. Aus der erfolgreichen Entwicklung und Implementierung in diesem Klinikverbund kann abgeleitet werden, welche Erfolgsfaktoren vorlagen, die auch als Antwort auf die oben genannten Problembereiche zu verstehen sind:

- Die inhaltliche Leitung der Arbeitsgruppe Behandlungspfade ist seit mehreren Jahren konstant und sichert die Kommunikation zwischen den verschiedenen therapeutischen Gruppen und fünf psychiatrischen Standorten.
- Es wurde in der Arbeitsgruppe eine klare Zielhierarchisierung formuliert, die durch die chefärztliche Leitungsebene bestätigt wurde. Als Hauptziel wurde formuliert, dass der Pfad eine leitliniengerechtere Behandlung schizophrener Psychosen fördern sollte. Alle schizophrenen Patienten sollten auf der Grundlage des Pfades behandelt werden. Die anderen Ziele sollten nachrangig bearbeitet werden.
- Die Pfade wurden von Beginn an multidisziplinär entwickelt.
- Eine Modifikation des Pfades ist schnell, unbürokratisch und im laufenden Betrieb möglich. Die Komplexität von Pfaden macht dies notwendig. Die Weiterentwicklung des Pfades findet zumeist auf der Grundlage der Rückmeldung der Anwender statt, deren Anregungen nach Prüfung unmittelbar ins Echtsystem des KIS übernommen werden. Das KIS macht es möglich, dass diese Änderungen zentral gesteuert werden und keine Parallelversionen im Einsatz sind.

Dies leitet zu einer weiteren, unabdingbaren Voraussetzung über, ohne die die Realisierung eines Behandlungspfades nicht möglich ist. Insbesondere dann, wenn der Pfad über die Umsetzung eines Teilprozesses einer Behandlung hinausgehen soll: ein leistungsstarkes KIS. Nur so war es möglich, die Pfadarchitektur als Steuerungsinstrument klinischer Behandlungsentscheidungen zu etablieren. Das folgende Bild macht deutlich, dass dabei die gewählte Optik von Entscheidungsbäumen abweicht, wie sie zumeist in der Umsetzung von Behandlungspfaden Verwendung finden [6] Entscheidungsbäume sind aber aufgrund ihres grafischen Umfangs nicht geeignet, komplexe Behandlungsprozesse darzustellen. Nur Teilprozesse können mit ihnen überzeugend umgesetzt werden.

In dem Pfad werden der Aufnahme- und Entlassungsprozess, die syndromabhängigen fakultativen und obligatorischen diagnostischen Prozeduren und der syndromspezifische Verlauf einschließlich Ergebnismessung durch eine intelligente Checkliste gemonitort. Der Behandlungsprozess wird durch ein interdisziplinäres Therapieplanungs- und Überwachungsmodul gesteuert. Zielabhängig werden von allen Berufsgruppen Maßnahmen definiert, die einer zeitlichen Kontrolle unterliegen.

2 Sektorübergreifende Qualitätssicherung

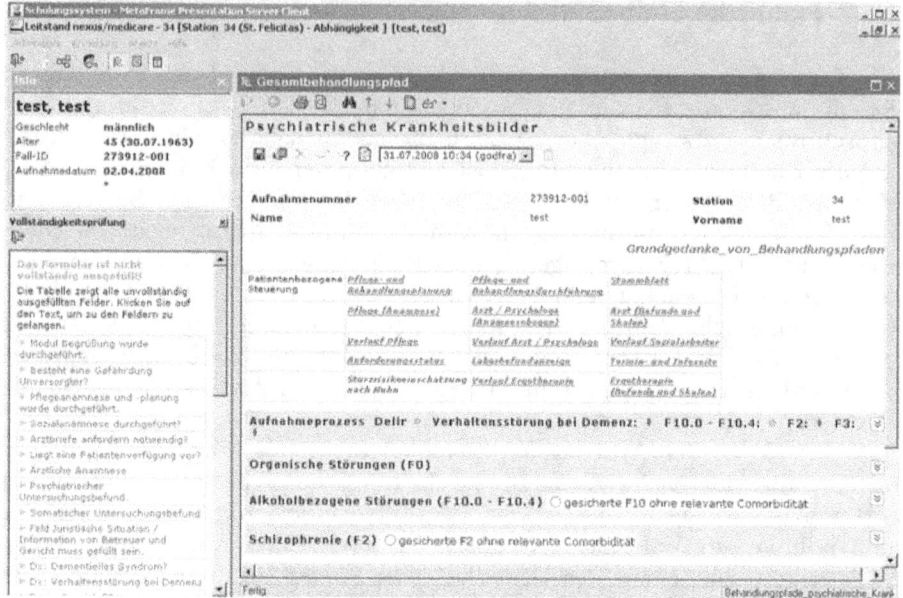

Abb. 2.1. Ansicht des Behandlungspfades „Psychiatrische Krankheitsbilder"

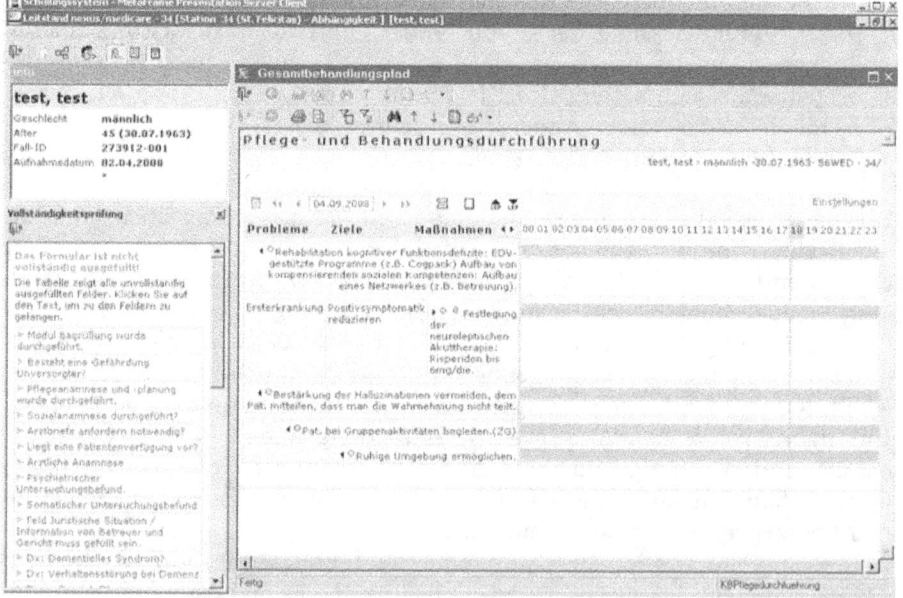

Abb. 2.2. Ansicht der integrierten Pflege- und Behandlungsdurchführung für einen schizophrenen Patienten

Dabei hebelt der Pfad die ärztliche Entscheidungsfreiheit nicht aus, sondern fordert nur immer wieder explizite Entscheidungen, die auf dem Hintergrund der S3-Leitlinien für Schizophrenie erfolgen sollen.

Schon kurz nach der Einführung des Behandlungspfades waren erste positive Effekte zu erkennen. Die leitliniengerechte Behandlungsdauer bei der pharmakologischen Behandlung schizophrener Psychosen mit Neuroleptika nahm von 68,6% auf 83,6% (p=0,04) zu. Das Leitlinienkriterium sagt aus, dass schizophrene Psychosen in der Akutphase in einer Dosis von 300 bis 1000 mg Chlorpromazinäquivalenten über zwei bis vier Wochen behandelt werden sollen (S3-Leitlinien) [3].

So entstehen Leistungsdaten als Abfallprodukt, z. B. bei der Überprüfung und Bestätigung geplanter Pflegemaßnahmen. Die Leistungserfassung in der Pflege macht es möglich zu prüfen, welcher Anteil der Arbeitszeit dem Patienten im direkten Kontakt zugute kommt. Dies lässt natürlich keine Aussage darüber zu, wie die Qualität des einzelnen Kontaktes zu bewerten ist.

2.2.3 Praktische Folgerungen

- Behandlungspfade stellen eine sinnvolle Idee zur ökonomischen und klinischen Behandlungssteuerung dar.
- Ihre Effizienz im täglichen Einsatz müssen sie noch beweisen.
- Die Realisierung von Behandlungspfaden ist an eine klare Zielhierarchisierung geknüpft.
- Um das Entstehen eines neuen bürokratischen Monsters zu verhindern, ist anzustreben, dass Leistungskennziffern ausschließlich als Nebenprodukt klinischer Prozesse entstehen.
- Der Weg, aus Behandlungspfaden Routinedaten zu generieren, ist noch weit.

Literatur

1. Dick B, Sitter H, Blau E, Lind N, Wege-Heuser E, Kopp I (2006) Klinische Pfade in Psychiatrie und Psychotherapie. Nervenarzt 77, 1:12–22
2. Hazell P (2003) Establishment and evaluation of a clinical pathway for suicide attempters and ideators. Australian Psychiatry 11:54–58
3. Deutsche Gesellschaft für Psychiatrie, Psychotherapie und Nervenheilkunde (DGPPN) (Hrsg) (Leitlinien-Entwicklungsgruppe und Autoren: Gaebel W, Falkai P, Weinmann S, Wobrock T) (2006) S3-Behandlungs-Leitlinie Schizophrenie. Steinkopff, Darmstadt
4. Kazui H et al (2004) Effectiveness of a clinical pathway for the diagnosis and treatment of dementia and for the education of families. Int J Geriatric Psychiatry 19:892–897
5. Leglemann M, Ollenschläger G (2006) Evidenzbasierte Leitlinien und Behandlungspfade – Ergänzung oder Widerspruch. Der Internist, S 690–697
6. Lohfert C, Kalmár P (2006) Behandlungspfade: Erfahrungen, Erwartungen, Perspektiven. Der Internist, S 676–683

2.3 Routinedaten und Versorgungsleitlinien

S. Weinmann

Einleitung

Bei steigendem Bedarf an psychiatrisch-psychotherapeutischer Behandlung werden Entscheidungen, welche konkreten Behandlungsverfahren angeboten und bezahlt, aber auch, wie sie durchgeführt werden sollen, immer drängender. In den letzten Jahren ist ein immenser Zuwachs an Wissen, d. h. an einzelnen wissenschaftlichen Befunden zu Entstehung und Verlauf von psychischen Erkrankungen sowie zu einzelnen therapeutischen Interventionen zu verzeichnen. Die Evidenzbasis in der Psychiatrie wird breiter – und das Evidenzniveau höher. Denn klinische Evidenz wird durch empirische und mittels Experimenten generierte Evidenz ergänzt und teilweise korrigiert. Durch diese meist aus randomisierten kontrollierten Studien gewonnene Evidenz mit methodisch ausgefeilten Studiendesigns werden Verzerrungen abgeschwächt oder vermieden.

Gleichzeitig erhöht sich die Komplexität der klinischen Entscheidungen, da eine große Zahl von therapeutischen Optionen bei vergleichbaren Indikationen konkurrieren und der Kliniker kaum mehr überblicken kann, welche Therapie sich bei welcher Erkrankung unter welchen Umständen in Studien als wirksam herausgestellt hat. Die Einordnung und Bewertung der immer größer werdenden Menge an Primärstudien ist für den einzelnen klinisch Tätigen unmöglich geworden. Eine Alternative zur kontinuierlichen Lektüre von Primärstudien und zu den gängigen Lehrbüchern ist die Nutzung sekundärer Evidenzquellen, in denen die Originalliteratur von anderen verlässlich bewertet wurde (evidenzbasierte Ressourcen). In diesen Zusammenfassungen werden die ausgewählten Studien einem methodischen Filter unterworfen, der einen minimalen Qualitätsstandard gewährleisten soll. Umfassende Empfehlungen zur Auswahl von Therapien können von diesen so genannten Sekundärstudien jedoch nicht erwartet werden. Zudem werden viele Studien in anderen Gesundheitssystemen durchgeführt und die Ergebnisse – insbesondere zu nichtmedikamentösen Verfahren – sind nicht immer ins deutsche System übertragbar. Daher hat die Entwicklung und Nutzung von Behandlungsleitlinien zugenommen, die in der Regel indikationsspezifisch sind.

Behandlungsleitlinien sind systematisch entwickelte Aussagen, die den gegenwärtigen Erkenntnisstand zu einem medizinischen Thema wiedergeben und den behandelnden Therapeuten und auch Patienten die Entscheidungsfindung für eine angemessene Vorgehensweise bei vorgegebenen Gesundheitsproblemen erleichtern [1, 19]. Ein wesentliches Charakteristikum dieser Leitlinien ist nicht nur der Prozess der systematischen Entwicklung, den sie mit systematischen Reviews teilen, sondern insbesondere die Berücksichtigung aller möglichen Behandlungsoptionen in klinischen Situationen und strukturierte Konsensusprozesse in solchen klinischen Konstellationen, in denen keine Studienevidenz verfügbar ist.

Die zunehmende Bedeutung von Leitlinien resultiert auch aus versorgungsepidemiologischen Untersuchungen, die eine hohe Behandlungsvarianz zwischen verschiedenen Ärzten, Ärztegruppen und Regionen zeigen [35], und aus der zunehmenden Betonung von Qualität und Kosteneffizienz moderner Psychiatrie. Im Zuge der gesetzlichen Möglichkeiten, die sich durch Modelle integrierter Versorgung, medizinische Versorgungszentren, Disease-Management-Programme und andere neue Versorgungsmodelle ergeben, wird sich die Qualität psychiatrischer Leistungen immer mehr zum Inhalt von Verträgen zwischen Kostenträgern und Anbietern entwickeln. Auch die Budgetierung psychiatrischer Leistungen, z. B. im Rahmen von Regionalbudgets [31] oder bei der Übernahme von Budgetverantwortung im Rahmen einer integrierten Versorgung schafft die Notwendigkeit einer gewissen Vereinheitlichung der Behandlungsverfahren und vor allem der Messung der Ergebnisqualität. Diese Entwicklungen erhöhen den Bedarf an praktikablen, reliablen und validen Verfahren zur Messung der Behandlungsqualität und an einfachen und mit den verfügbaren Daten verwendbaren Qualitätsindikatoren. Leitlinien werden daher zunehmend verwendet, um nicht angemessene Behandlungsvariationen zu reduzieren und den Behandlungsprozess mit Hilfe von aus Leitlinien erarbeiteten Qualitätsindikatoren zu evaluieren [15].

2.3.1 Behandlungsqualität und Leitlinienkonformität

Für die Schizophrenie stellt die Untersuchung der Patient-Outcomes-Research-Team-Gruppe (PORT) um Lehman einen wichtigen Meilenstein sowohl in der Forschung zur Behandlungsqualität als auch in der Leitlinienentwicklung dar. Die im Jahre 1992 vom Agency for Health Care Policy and Research (AHCPR) und dem National Institute of Mental Health in den USA etablierte PORT-Gruppe für Schizophrenie sollte zunächst Empfehlungen für die Behandlung dieser Erkrankung auf der Basis der besten verfügbaren Evidenz erarbeiten [25]. Gleichzeitig erfolgte in zwei Bundesstaaten eine Umfrage im Rahmen von direkten Patienteninterviews mit 719 Personen, die an einer Schizophrenie erkrankt waren, um die Behandlungsvarianz zu erfassen und einzuschätzen, wie sehr die Behandlung von den Kernempfehlungen abwich [24]. Die Untersuchung zeigte, dass mit Ausnahme der Verschreibung von Antipsychotika in der Akutphase die Konformitätsraten für fast alle Therapieempfehlungen mäßig waren (vgl. Tabelle 2.1). In den meisten Bereichen wurden mehr als die Hälfte der Patienten nicht den Empfehlungen entsprechend behandelt. Die Konformitätsraten waren am niedrigsten für die psychosozialen Behandlungsverfahren.

Seitdem wurde eine bedeutende Zahl von Leitlinien und Studien zur Leitlinienkonformität im Bereich der Psychiatrie publiziert. Sowohl in Großbritannien [28] als auch in den USA [23] wurden umfassende evidenzbasierte Schizophrenieleitlinien publiziert. Aus diesen Leitlinien wurden auch Indikatoren erarbeitet, anhand derer die Leitlinienkonformität an größeren Populationen beurteilt werden kann. In Deutschland wurde im

Tabelle 2.1. Konformität zu den PORT-Leitlinien (nach [24])

Empfehlung	Konformitätsraten (%)	
	stationäre Patienten	ambulante Patienten
Behandlung mit Antipsychotika in der Akutphase	89,2	n.g.
Adäquate Dosierung von Antipsychotika in der Akutphase	62,4	n.g.
Behandlung mit Antipsychotika in der Erhaltungsphase	n.g.	92,3
Adäquate Dosierung von Antipsychotika in der Erhaltungsphase	n.g.	29,1
Medikation zur Behandlung von extrapyramidalen Symptomen	53,9	46,1
Depotmedikation	50,0	35,0
Begleitende Behandlung mit Antidepressiva	32,2	45,7
Begleitende Behandlung mit anxiolytischen Substanzen	33,3	41,3
Psychotherapie	96,5	45,0
Familieninterventionen	31,6	9,6
Berufliche Rehabilitation	30,4	22,5
Assertive Community Treatment (ACT)	8,6	10,1

n.g. nicht genannt

Jahr 2006 die evidenz- und konsensusbasierte S3-Leitlinie Schizophrenie der *Deutschen Gesellschaft für Psychiatrie, Psychotherapie und Nervenheilkunde* (DGPPN) veröffentlicht [5].

Eine entscheidende Frage in der Nutzung von Leitlinien im Rahmen der Qualitätssicherung bleibt, ob eine leitlinienkonforme Behandlung zu besseren Behandlungsergebnissen führt als eine nichtleitlinienkonforme Behandlung. Die Leitlinienkonformität bezeichnet das Ausmaß der Übereinstimmung der Behandlungsprozesse mit den Empfehlungen der Leitlinie. Daher wurde eine Reihe von Studien durchgeführt, die eine Korrelation zwischen dem Ausmaß der Leitlinienkonformität und den Behandlungsergebnissen darzustellen versuchen. In diesen Studien konnte bisher in den seltensten Fällen eine kausale Beziehung hergestellt werden.

Im Rahmen des Kompetenznetzes Schizophrenie (KNS) wurden beispielsweise die Qualität der stationären und ambulanten Schizophreniebehandlung evaluiert und Defizite sowie Verbesserungspotenzial in einigen Bereichen in Bezug auf die Empfehlungen relevanter Leitlinien herausgearbeitet. Der Vergleich mehrerer psychiatrischer Kliniken zeigte erhebliche Behandlungsvarianzen, wobei die Korrelation mit Behandlungsergebnissen aufgrund der unterschiedlichen Patientenstruktur der Einrichtungen schwierig war [20]. Es konnte in ausgewählten Indikationsbereichen eine Beziehung zwischen Behandlungsergebnissen und Leitlinienkonformität hergestellt werden. Kliniken mit ungünstigeren Ergebnissen therapierten in einer geringeren Anzahl von Indikationsbereichen leitlinienkonform als die Vergleichskliniken. Allerdings unterschieden sich die Behandlungsergebnisse in den Kliniken je nach verwendetem Ergebnisparameter, sodass ein durchgehender dimensionsübergreifender Zusammenhang zwischen Leitlinienkonformität und guter Ergebnisqualität nicht gefunden werden konnte.

Eine kontrollierte Vorher-nachher-Studie zur Implementation der Schizophrenieleitlinie der DGPPN in einer Klinik zeigte eine Reduktion der antipsychotischen Polypharmazie und eine bessere Mitarbeit bei der Medikation; aufgrund methodischer Limitationen waren jedoch trotz stärkerer Reduktion der Psychopathologie nach Implementation der Leitlinie keine eindeutigen Aussagen zu patientenbezogenen Outcomes möglich [34].

Die Problematik systematisch falscher Schlussfolgerungen bei Vergleichen zwischen psychiatrischen Kliniken oder anderen Behandlungseinrichtungen, die auf aggregierten Daten basieren, ist bekannt [11]. An einen sinnvollen Institutionenvergleich wird die Anforderung gestellt, dass tatsächliche Unterschiede nicht durch konfundierende Variablen verdeckt oder künstliche Unterschiede geschaffen werden. Daher muss der Vergleich der Leitlinienkonformität einerseits die Frage nach einer Risikoadjustierung und andererseits die Frage der Struktur der verwendeten Datenquellen aufwerfen.

Die Leitlinienempfehlungen zielen auf eine Strukturierung von Behandlungsprozessen. Da sie systematisch entwickelte Empfehlungen zur angemessenen Behandlung sind, werden sie häufig als Grundlage für *Qualitätsindikatoren* herangezogen.

2.3.2 Qualitätsindikatoren aus Leitlinien

Qualitätsindikatoren sollten eine Unterscheidung von guter und schlechter Behandlungsqualität an größeren Patientenpopulationen ermöglichen. Es gibt Indikatoren, welche die Behandlung bei jedem Patienten mit einem Standard vergleichen. Solch ein Standard kann z. B. die Fortführung der Medikation innerhalb eines empfohlenen Dosisbereichs für einen bestimmten Zeitraum nach einer akut auftretenden psychotischen Episode sein. Ein aggregierter Indikator hingegen misst Merkmale einer Kohorte von Patienten, meist in einer Einrichtung oder im gesamten Versorgungssystem, woraus Schlussfolgerungen bezüglich der Behandlungsqualität dieser Einrichtung im Vergleich zu anderen Einrichtungen gezogen werden, ohne dass individuelle Fälle in solche mit „guter" oder „schlechter" Behandlungsqualität kategorisiert werden. Zu letzteren Indikatoren gehören beispielsweise die Zwangseinweisungsraten oder die Fixierungsraten einer Klinik. Wenn bei einer Klinik eine im Vergleich zu anderen Kliniken mit ähnlichem Versorgungsauftrag hohe Rate an Fixierungen auffällig ist, kann dies dann zu Nachfragen führen, ob es Gründe gibt, die dies erklären [26]. Die Fixierungsraten selbst sagen jedoch nichts aus über die Angemessenheit in jedem Einzelfall – zumal die gesetzlichen Regelungen auf Länderebene unterschiedlich sind.

Die meisten Indikatoren sind Raten. Sie werden ausgedrückt als Anteile oder Prozentsätze. Ein typischer Indikator setzt sich zusammen aus dem Nenner, d. h. der Zielpopulation, auf die der Indikator angewendet wird, und dem Zähler, d. h. der Anzahl oder dem Anteil der Betroffenen aus der Zielpopulation, die ein bestimmtes Kriterium erfüllen, z. B.:

$$\frac{\text{Zahl der Patienten, die im Rahmen eines Casemanagements betreut werden}}{\text{Zahl der Patienten im Alter von 18 bis 25 Jahren mit einer Schizophrenie und einer komorbiden Suchterkrankung während des Zeitraums eines Jahres}} \times 100 = \% \text{ Anteil}$$

Weitere Beispiele für Indikatoren sind:
- Anteil der an einer primären Schizophrenie Erkrankten, die innerhalb eines Zeitraums von sechs Monaten nach Entlassung aus einer psychiatrischen Klinik mindestens einen ambulanten Arztkontakt bei einem Psychiater hatten [9],
- Anteil der an einer Schizophrenie Erkrankten, die zwei oder mehr Antipsychotika für mindestens vier Wochen in einem Zeitraum von zwölf Monaten gleichzeitig verschrieben bekommen [21];
- Anteil der 18- bis 80-jährigen Patienten mit einer Depression und einer ambulanten medikamentösen antidepressiven Therapie, die innerhalb von drei bis sechs Monaten nach Beginn der Therapie einen ambulanten ärztlichen Kontakt zur Überprüfung des Therapieerfolgs hatten [22].

Qualitätsindikatoren sollten wenig manipulationsanfällig und mittels interessegeleiteter Veränderung der Dokumentation ohne echte Qualitätsverbesserung schlecht beeinflussbar sein. Wenn beispielsweise Patienten zu Beginn eines stationären Aufenthaltes in einer Klinik systematisch in einer psychiatrischen Skala, die als Ergebnisindikator verwendet wird, kränker eingeschätzt werden, als sie tatsächlich sind, kann bei identischen Behandlungsergebnissen eine zu günstige Verbesserung des Scores in dieser Klinik im Vergleich zu ehrlich dokumentierenden Einrichtungen resultieren.

In wenigen Fällen eines Qualitätsindikators ist die Erfüllung einer Konformitätsquote von 100% machbar oder auch sinnvoll, da die Behandlung im Rahmen verschiedener Konzepte vor allem personenzentriert sein soll und die Behandlungs- und Versorgungsanforderungen auf Patientenebene je nach Patientenpräferenz oder jeweiligem Ziel im Rahmen des individuellen Gesamtbehandlungsplans wechseln können. Ein Indikatorenset muss daher auch angeben, bei welchem Indikator eine hohe Konformitätsquote zu erwarten und zu fordern ist, da eine hohe Standardisierung in diesem Bereich erwünscht und evidenzbasiert ist, und bei welchem Indikator vor allem die Aufdeckung von Qualitätsproblemen und die Suche nach Erklärungsmöglichkeiten bezweckt wird.

Viele Indikatoren stammen aus Empfehlungen von Leitlinien, die den gegenwärtigen Standard darstellen. Leitlinienempfehlungen können geändert werden, wenn neue Studienergebnisse publiziert werden oder wenn Wertesysteme und Präferenzen von Behandlern oder Patienten sich wandeln. Daher sind auch Indikatoren, die auf Leitlinien basieren, Veränderungsprozessen unterworfen und keineswegs statisch zu sehen.

Palmer und Banks [30] schlagen folgendes Modell zur Entwicklung von Qualitätsindikatoren aus Behandlungsleitlinien vor. Dieses bezieht sich sowohl auf die Auswahl der zugrunde liegenden Leitlinienempfehlung als auch auf die Identifikation der Datenquellen und die Pilottestung.

- Identifikation des Ziels des jeweiligen Indikators,
- Bildung eines multidisziplinären Gremiums mit Teilnahme verschiedener relevanter Stakeholder, Kliniker und Methodiker,
- Identifikation relevanter Praxisleitlinien, die auf der Basis der verfügbaren Evidenz und expliziter hochwertiger Methodik entwickelt wurden,
- Spezifizierung der Patienten(sub)gruppen, auf die sich die Leitlinienempfehlung bezieht,
- Übersetzung der Leitlinienempfehlung in ein Qualitätskriterium,
- Identifikation von Klinikern oder Behandlungseinrichtungen, die einbezogen werden können,
- Definition der Patientenstichprobe und des Zeithorizontes für eine Testung der Indikatoren,
- Identifikation der Datenquellen,
- Spezifizierung des Zählers und Nenners (Operationalisierung),
- Erarbeitung eines Plans zum Vorgehen bei der Datensammlung,
- Prüfung der Notwendigkeit einer Case-mix-Adjustierung,
- Ausarbeitung des analytischen Vorgehens (Evaluation),
- Pilotstudie und Überarbeitung der Indikatorenspezifizierung und der Prozeduren,
- Beurteilung der Eigenschaften der Indikatoren (Validität und Reliabilität),
- Implementation der Indikatoren im Rahmen eines Qualitätsmanagements.

2.3.3 Datenquellen zur Messung der Indikatoren

Die Güte eines Qualitätsindikators hängt mit der Verfügbarkeit und der Qualität der Daten zur Messung des Erfüllungsgrads des jeweiligen Indikators zusammen. Patientenakten enthalten typischerweise die genauesten und umfassendsten klinischen Daten zu bestimmten Patienten und werden von den jeweiligen behandelnden Ärzten und anderen Therapeuten als Informationsquelle und teilweise von medizinischen Diensten der Krankenkassen zu Kontrollzwecken verwendet. Die Nutzung von Patientenakten zu Zwecken der Qualitätssicherung ist allerdings sehr aufwändig, da die Daten nicht in zusammengefasster Form und oft wenig systematisiert vorliegen. Außerdem stehen datenschutzrechtliche Bestimmungen entgegen.

Seit vielen Jahren kommt in der stationär-psychiatrischen und teilweise auch in der ambulanten Behandlung bei Aufnahme und Entlassung oder in regelmäßigen Abständen die vergleichsweise einheitliche psychiatrische Basisdokumentation (BADO) zur Anwendung, die innerhalb der Institutionen, aber auch zwischen vergleichbaren Institutionen ausgewertet werden [3]. Die Datenqualität im Sinne der Reliabilität und Validität war jedoch bei Untersuchungen im stationären Bereich lediglich zufrieden stellend bis mäßig [12]. Vor allem Angaben zu soziodemografischen Faktoren und zu den Entlassdiagnosen zeigten eine akzeptable Verlässlichkeit, wohingegen Studien zur Verlässlichkeit der klinischen Angaben (GAF, CGI, diagnosespezifische Skalen, einzelne Behandlungsprozesse) kaum vorliegen. Die Daten zur Medikation sind nur eingeschränkt verwendbar, da bisher lediglich angekreuzt werden muss, welche Substanzgruppe bzw. Substanz ein Patient während des Aufenthaltes und bei Entlassung erhält. Angaben zur Dosierung etc. sind nicht vorhanden. Die wissenschaftliche Verwendbarkeit der BADO kann durch eine Überarbeitung, wie dies derzeit beabsichtigt ist, sicherlich verbessert werden, da in der BADO nur einige qualitätsrelevante Aspekte abgebildet werden.

Von Patienten direkt erhobene Daten können im Rahmen von strukturierten Interviews und Patientenbefragungen sowie Surveys gesammelt werden, sind sehr kostenintensiv und bedürfen einer aufwändigen Bearbeitung, um für Qualitätssicherungszwecke verwendet zu werden. Viele Versicherungen in den USA nutzen diese Befragungen zur Beurteilung psychiatrischer Einrichtungen. Patientenbefragungen haben jedoch häufig das Problem geringer Teilnahme (Nonresponse). Diejenigen Patienten, die teilnehmen, sind möglicherweise anders als diejenigen, die die Teilnahme an der Befragung ablehnen, und damit nicht repräsentativ. So könnten nur die Zufriedenen oder solche mit hoher Compliance teilnehmen. Oder es könnten Patienten überrepräsentiert sein, die ihre Unzufriedenheit mit der Behandlung ausdrücken möchten. Zudem muss immer die Möglichkeit sozialer Erwünschtheit in den Antworten berücksichtigt werden, insbesondere, wenn die Patienten den Eindruck haben, dass die Ergebnisse der Befragungen ihren Therapeuten zugänglich gemacht werden. Ein weiteres Problem ist der so genannte „recall bias", der die Verzerrung in den Antworten bezeichnet, wenn Patienten sich nicht mehr genau an Behandlungen oder an Zustände in der Vergangenheit erinnern oder durch die Formulierung der Fragen zu bestimmten Antworten neigen.

Die meisten Prozessindikatoren beruhen primär auf in der Routineversorgung erhobenen Abrechnungsdaten, da diese kostengünstig und rasch verfügbar sind. Diese Daten wurden zu Abrechnungszwecken erhoben, und nicht zur Darstellung der Qualität. Daher ist in der Regel zumindest eine Aufarbeitung notwendig. Viele Aspekte der Qualität können mit Abrechnungsdaten nicht dargestellt werden. So enthalten Abrechnungsdaten beispielsweise nur sehr begrenzte Informationen über den Schweregrad einer psychischen Erkrankung. Die fünfte Ziffer des ICD-10-Codes bei der Depression gibt zwar an, ob eine depressive Episode leicht, mittelschwer oder schwer ist. Sie wird jedoch nicht immer in dieser Weise kodiert, und ihre Validität bleibt oft fraglich. Meist wird versucht, andere Informationen als Hinweise („*proxies*") für den Schweregrad zu verwenden, so beispielsweise unfreiwillige Aufnahmen oder die Zahl stationärer Behandlungen. Diese Informationen sagen jedoch immer auch etwas über das regional verfügbare Versorgungssystem aus.

Die systematische und nach definierten Kriterien erfolgende Beurteilung der Psychopathologie, der sozialen Funktionen und anderer klinischer Aspekte durch erfahrene Kliniker stellt den Goldstandard der psychiatrischen Evaluation dar. Sie erfolgt insbesondere im Rahmen klinischer Studien und ist sehr aufwändig. Diese Daten können zu Zwecken der Qualitätssicherung verwendet werden, sind jedoch in der Regel nicht verfügbar und nur bei einer kleinen Stichprobe erhoben worden. Zudem ist die Generalisierbarkeit auf andere Patientenpopulationen fraglich, da in Studien oft hochselektionierte Patienten eingeschlossen werden.

Anders verhält es sich mit im Routinebetrieb von Ärzten erhobenen Daten zu Behandlungsergebnissen, deren Verwendung im Rahmen von Qualitätssicherungsmaßnahmen befürwortet wird. Zwar gibt es Bedenken hinsichtlich der Objektivität, wenn der Behandler gleichzeitig die Ergebnisse erfasst [2, 33]. Dennoch wird dafür plädiert, mehr Routinedaten zur Messung der Behandlungsqualität zu verwenden [6]: *„Some outcome data are better than no outcome data."*

2.3.4 „Case-mix-adjustment"

Um die Qualität der Behandlung messen und vergleichen zu können, gibt es verschiedene Möglichkeiten, Unterschiede in der Fallzusammensetzung („case-mix") der Ärzte und psychiatrischen Einrichtungen zu berücksichtigen. Ziel ist immer eine faire Beurteilung der Behandlungsqualität.

■ **Stratifizierung der Zielpopulation:** Es ist nicht möglich, den Einfluss von (unabhängigen) Patientencharakteristika vollständig zu kontrollieren. Allerdings kann die Zielpopulation nach relevanten Merkmalen stratifiziert werden, womit homogenere Gruppen erreicht werden. Stratifizierungsmerkmale sind beispielsweise Alter, Diagnosesubgruppen (wie schizoaffektive Erkrankung, Erst- oder Mehrfacherkrankte), Inanspruchnahmemerkmale (z. B. Hochnutzer des Versorgungssystems nach dem Kriterium der Häufigkeit bisheriger stationärer Aufnahmen) und andere. Den Vorteilen der Stratifizierung stehen eine geringere statistische Power und die Gefahr fehlender klinischer Relevanz für die gesamte Patientenpopulation gegenüber.

■ **Case-mix-Adjustierung:** Case-mix-Adjustierung ist eine statistische Methode der Berücksichtigung von Patientenfaktoren im Hinblick auf Qualität, Ergebnisse und Kosten der Behandlung [18]. Beim Vergleich der Behandlungsergebnisse oder der Konformität mit einem Qualitätsindikator werden Patientencharakteristika, von denen davon ausgegangen wird, dass sie das Behandlungsergebnis beeinflussen, im Rahmen einer Gleichung berücksichtigt, in der die Beziehung zwischen den Charakteristika und den Ergebnissen quantifiziert wird. Die Modelle sind meistens multivariat und er-

Tabelle 2.2. Mögiche Patientenfaktoren für Case-mix-Adjustierung

Diagnose	Soziodemographie
Primäre psychiatrische Diagnose	Alter
Komorbide Diagnose	Geschlecht
Suchterkrankung	Ehestand/Beziehungen
Persönlichkeitsstörung	Sozioökonomischer Status
Intelligenzminderung	Geografische Region
Somatische Erkrankungen	Beschäftigungsstatus/Arbeit
	Wohnsituation
Schweregrad	**Andere**
Symptome	Vorherige Inanspruchnahme
Funktionseinschränkungen	Gesetzliche Betreuung/Unterbringung
Allgemeiner Gesundheitszustand	Behinderungen
Chronizität/Rezidive	Soziale Unterstützung/Leistungsempfänger

lauben den gleichzeitigen Einbezug verschiedener Variablen, deren Bezug zum Behandlungsergebnis meist mittels Regressionsanalysen berechnet wurde. Einflussvariablen sind insbesondere die in Tabelle 2.2 dargestellten [16].

Die Verwendung von Case-mix-Adjustierungen zum Vergleich der Behandlungsqualität kann einen faireren Vergleich ermöglichen, ist jedoch nur teilweise sinnvoll, da nicht alle Behandlungsvarianzen erklärt werden können. Außerdem soll ein Anreiz zur Verbesserung der Behandlungsqualität verbleiben, der abgeschwächt werden kann, wenn sämtliche Einflussfaktoren auf die Ergebnisqualität herausgerechnet werden.

Es gibt Indikatoren, bei denen eine 100%ige Konformitätsrate anzustreben ist, hier sollte keine Case-mix-Adjustierung erfolgen. Bei anderen Indikatoren kann eine geringere Rate sinnvoll sein, und deutliche Unterschiede bei der Patientenklientel verschiedener psychiatrischer Dienste müssen berücksichtigt werden.

Statistische Benchmarks: Benchmarks können absolut sein (wie etwa eine Konformität von 90% bei dem spezifischen Qualitätsindikator „antipsychotische Monopharmazie") oder relativ zu den Zielerreichungsgraden vergleichbarer psychiatrischer Dienste oder Therapeuten konstruiert werden. In der Regel werden die in den jeweiligen Bereichen am besten abschneidenden Einrichtungen als Benchmark im Sinne der *„best practice"* verwendet. Dann werden Perzentile (z. B. 75%, 90% im Vergleich zur „besten" Einrichtung) berechnet, die den Zielerreichungsgrad im Verhältnis zum Benchmark anzeigen.

2.3.5 Einfluss der Datenquellen auf die Indikatorkonformität

Die verwendeten Datenquellen haben einen bedeutenden Einfluss auf den Vergleich der Indikatorkonformität zwischen verschiedenen psychiatrischen Einrichtungen. In einer Studie der US-amerikanischen Veterans Health Administration wurde untersucht, ob Daten der elektronischen Patientenakte zur Prüfung der Leitlinienkonformität antipsychotischer Behandlung (in diesem Falle der Dosierung von Antipsychotika) verwendet werden können [29]. Zur Prüfung dieser Frage wurde ein Vergleich der Ergebnisse mit den Daten aus einer systematischen Durchsicht der handschriftlichen Aufzeichnungen in der Patientenakte durchgeführt [17]. Während über die elektronischen Daten ein vergleichbarer Patientenanteil mit einer oralen Antipsychotikadosierung oberhalb der Leitlinienempfehlungen von 1000 mg Chlorpromazinäquivalenten identifiziert werden konnte wie mittels Patientenakte, ergab sich eine zu geringe Erfassung überdosierter Patienten über die elektronische Akte, wenn die Depotpräparate mit herangezogen wurden. Für Patienten, die ein orales und zusätzlich ein Depotpräparat erhielten, ergab sich bei rein elektronischer Prüfung des Prozessindikators eine zu günstige Konformitätsrate.

Andere Indikatoren, z. B. Wiederaufnahmeraten in Kliniken oder andere grobe Inanspruchnahmedaten, können einfacher mit Abrechnungsdaten ermittelt werden. Vor allem hierauf wird sich die Überprüfung der Leitlinien- und Indikatorkonformität mittels Routinedaten konzentrieren. Routinedaten sind hinsichtlich der Datenqualität (Verfügbarkeit und Reliabilität) allen anderen Daten überlegen. Allerdings ist durchaus möglich, dass die Handlungsrelevanz bei Verwendung von Routinedaten hinsichtlich einer Qualitätsverbesserung gering sein kann, insbesondere dann, wenn die Veränderung des Qualitätsindikators nur zu einem geringen Anteil unter der Kontrolle der Therapeuten steht. Die erhobenen Routinedaten führen insbesondere dann zu einer tatsächlichen Modifikation der Behandlung, wenn Vergütungsanreize daran geknüpft werden. Diese Anreize müssen (wie die Verringerung stationärer Aufnahmen oder die Verkürzung der Verweildauern unterhalb einer bestimmten Grenze zeigen) nicht immer zu langfristig besseren Behandlungsergebnissen führen. An mehreren Stellen wurde darauf hingewiesen, dass die Validität von Routinedaten, die der behandelnde Arzt oder Therapeut bei seinen Patienten erhebt, insbesondere dann zu hinterfragen ist, wenn direkte Vergütungsanreize daran geknüpft werden [2]. Drei Arten von Verzerrungen können hier auftreten:
- „selection bias",
- „attrition bias",
- „detection bias".

Mit *„selection bias"* wird die Neigung des Therapeuten bezeichnet, mehr Mühe darauf zu verwenden, von Patienten mit möglicherweise positiveren Behandlungsergebnissen Nachbeobachtungsdaten zu erhalten. Der *„attrition bias"* ist die höhere Wahrscheinlichkeit, dass Patienten mit tatsächlich besseren Verläufen auch dokumentiert werden, während der *„detection* *bias*" das zu (unrealistisch) positive Ergebnisrating bei Patienten mit vollständiger oder abgeschlossener Behandlung darstellt. Diese Verzerrungen sind oft subtil und nicht immer bewusst, stellen aber ein methodisches Problem dar. Ein unabhängiges Rating durch nicht in die Therapie einbezogene Rater oder ein Selbstrating der Patienten ist in der Regel nicht möglich und zu aufwändig, sodass dies nicht im Routinebetrieb, sondern an kleineren Stichproben durchgeführt wird.

2.3.6 Praktische Folgerungen

Die Nutzung von Behandlungsleitlinien zur Erarbeitung von Qualitätsindikatoren wird zunehmen. Eine der zentralen Voraussetzungen für eine sinnvolle Nutzung dieser Indikatoren ist die Verwendung von Routinedaten zur Messung der Leitlinienkonformität. Es gibt zudem eine Reihe von methodischen Herausforderungen, die bewältigt werden müssen, um einen fairen Vergleich zwischen Behandlungs- und Versorgungssystemen und einzelnen Institutionen oder Therapeuten zu ermöglichen. Erst dann können Qualitätsindikatoren aus Leitlinien auch sinnvolle Steuerungswirkungen entfalten.

Qualitätsmanagementprojekte und Modelle integrierter Versorgung werden daher eine kombinierte Herangehensweise wählen: Einige Bereiche leitlinienkonformer Behandlung, wie die Gesamtinanspruchnahme oder Behandlungsprozesse, lassen sich gut mittels Daten der Routinedokumentation abbilden. Hier sind harte Qualitätsindikatoren möglich, die wenig anfällig für Verfälschungen und Verzerrungen sind. In anderen Bereichen muss entweder die Darstellung der Prozesse in der Routinedokumentation verfeinert werden (was die Dokumentationslast der Therapeuten erhöht und die Validität der Daten in Frage stellt) oder es müssen umgrenzte unabhängige Prüfungen, Stichproben oder exemplarische Diskussionen mit strukturiertem Feedback ausgewählter Prozesse und Behandlungsergebnisse in kleineren Qualitätszirkeln stattfinden.

Literatur

1. Arbeitsgemeinschaft der Wissenschaftlichen Medizinischen Fachgesellschaften (AWMF) und Ärztliche Zentralstelle Qualitätssicherung (ÄZQ) (2001) Das Leitlinien-Manual von AWMF und ÄZQ. Z ärztl Fortb Qual sich 95:330–339 [Suppl I]:1–84
2. Bilsker D, Goldner EM (2002) Routine outcome measurement by mental healthcare providers: is it worth doing? Lancet 360:1689–1690
3. Cording C, Gaebel W, Spengler A, Stieglitz RD, Geiselhart A, John U, Netzold DW, Schönell H, Spindler P, Krischker S (1995) Die neue psychiatrische Basis-Dokumentation. Eine Empfehlung der DGPPN zur Qualitätssicherung im (teil-)stationären Bereich. Spektrum der Psychiatrie und Nervenheilkunde 24:3–41
4. Craig TJF (2000) Rapid versus delayed readmission in first-admission psychosis: quality indicators for managed care? Ann Clin Psychiatry 12:233–248

5. Deutsche Gesellschaft für Psychiatrie, Psychotherapie und Nervenheilkunde (2006) Behandlungsleitlinie Schizophrenie, Bd 1: Praxisleitlinien in Psychiatrie und Psychotherapie. Steinkopff, Darmstadt
6. Dickey B, Wagenaar H (1994) Evaluating mental health care reform: including the clinician, client, and family perspective. J Ment Health Adm 21:313-319
7. Donabedian A (1980) Explorations in quality assessment and monitoring: the definition of quality and approaches to its measurement. Health Administration Press, Ann Arbor, MI
8. Druss BG, Rosenheck RA, Stolar M (1999) Patient satisfaction and administrative measures as indicators of the quality of mental health care. Psychiatr Serv 50:1053-1058
9. Fischer EP, Owen RR (1999) Quality of public sector care for schizophrenia in Arkansas. Ment Health Serv Res 1:213-221
10. Franz M (2006) Möglichkeiten und Grenzen subjektiver Lebensqualität schizophrener Patienten als Outcomekriterium psychiatrischer Therapie. Psych Praxis 33:317-322
11. Frick U, Binder H, Barta W, Cording C (2003) Fair ist, Gleiches mit Gleichem zu vergleichen – eine Simulationsstudie zu den Krankenhausvergleichen nach § 5 Bundespflegesatzverordnung. Gesundheitswesen 65:8-18
12. Frick U, Krischker S, Cording C (2004) Freiwillige Krankenhausvergleiche zur externen Qualitätssicherung in der Psychiatrie. Bericht an den Bundesminister der Gesundheit, Bonn
13. Greenberg GA, Rosenheck RA (2005) Using the GAF as a national mental health outcome measure in the Department of Veterans Affairs. Psychiatr Serv 56:420-426
14. Hermann RC, Finnerty M, Provost S, Palmer RH, Chan J, Lagodmos G, Teller T, Myrhol BJ (2002) Process measures for the assessment and improvement of quality of care for schizophrenia. Schizophr Bull 28:95-104
15. Hermann RC, Palmer RH (2002) Common ground: a framework for selecting core quality measures for mental health and substance abuse care. Psychiatr Serv 53:281-287
16. Hermann RC (2005) Improving mental healthcare. A guide to measurement-based quality improvement. American Psychiatric Publishing, Washington, DC
17. Hudson TJ, Owen RR, Lancaster AE, Mason L (1999) The feasibility of using automated data to assess guideline-concordant care for schizophrenia. J Med Syst 23:299-307
18. Iezzoni LE (2003) Risk adjustment for measuring healthcare outcomes. Health Administration Press, Chicago, Illinois
19. Institute of Medicine (1992) Guidelines for clinical practice. From development to use. National Academy Press Institute of Medicine, Washington, DC
20. Janssen B, Weinmann S, Berger M, Held T, Luderer H, Leipert M, Steinert T, Gaebel W (2005) Leitlinienkonformität und Behandlungsergebnisse in der stationären Schizophrenie-Behandlung. Ein Klinikvergleich. Nervenarzt 76:15-326
21. Janssen B, Weinmann S, Gaebel W (2004) Validation of polypharmacy process measures in inpatient schizophrenia care. Schizophr Bull 30:1023-33
22. Katon W, Rutter CM, Lin E, Simon G, Von KM, Bush T, Walker E, Ludman E (2000) Are there detectable differences in quality of care or outcome of depression across primary care providers? Med Care 38:552-561
23. Lehman AF, Lieberman JA, Dixon LB, McGlashan TH, Miller AL, Perkins DO (2004) Practice guideline for the treatment of patients with schizophrenia, 2nd edn. Am J Psychiatry 161 [Suppl 2]:1-56

24. Lehman AF, Steinwachs DM (1998) Patterns of usual care for schizophrenia: initial results from the Schizophrenia Patient Outcomes Research Team (PORT) Client Survey. Schizophr Bull 24:11–20
25. Lehman AF, Steinwachs DM (1998) Translating research into practice: the Schizophrenia Patient Outcomes Research Team (PORT) treatment recommendations. Schizophr Bull 24:1–10
26. Martin V, Kuster W, Baur M, Bohnet U, Hermelink G, Knopp M, Kronstorfer R, Martinez-Funk B, Roser M, Voigtlander W, Brandecker R, Steinert T (2007) Die Inzidenz von Zwangsmaßnahmen als Qualitätsindikator in psychiatrischen Kliniken. Probleme der Datenerfassung und -verarbeitung und erste Ergebnisse. Psychiatr Prax 34:26–33
27. Mortimer AM (2007) Symptom rating scales and outcome in schizophrenia. Br J Psychiatry 191 [Suppl 50]:7–14
28. National Institute for Health and Clinical Excellence (2002) Schizophrenia: core interventions in the treatment and management of schizophrenia in primary and secondary care. Clinical guideline 1. NICE, London
29. Owen RR, Thrush CR, Cannon D, Sloan KL, Curran G, Hudson T, Austen M, Ritchie M (2004) Use of electronic medical record data for quality improvement in schizophrenia treatment. J Am Med Inform Assoc 11:351–357
30. Palmer R, Banks N (1995) Using clinical practice guidelines to evaluate quality of care, Bd. 2: Methods. US Department of Health and Human Services, Agency for Health Care Policy and Research, Washington, pp 42–71
31. Roick C, Deister A, Zeichner D, Birker T, Konig HH, Angermeyer MC (2005) Das Regionale Pychiatrie-Budget: Ein neuer Ansatz zur effizienten Verknüpfung stationärer und ambulanter Versorgungsleistungen. Psychiatr Prax 32:177–184
32. Schmidt-Zadel R, Kunze H (2004) Die Zukunft hat begonnen. Personenzentrierte Hilfen – Erfahrungen und Perspektiven. Psychiatrie-Verlag, Bonn
33. Slade M, Thornicroft G, Glover G (1999) The feasibility of routine outcome measures in mental health. Soc Psychiatry Psychiatr Epidemiol 34:243–249
34. Weinmann S, Hoerger S, Erath M, Kilian R, Gaebel W, Becker T (2008) Implementation of a schizophrenia practice guideline – clinical results. J Clin Psychiatry 69:1299–1306
35. Wittchen HU, Winter S, Höfler M, Spiegel B, Ormel H, Müller N, Pfister H (2000) Hausärztliche Interventionen und Verschreibungsverhalten bei Depressionen. Ergebnisse der „Depression-2000"-Studie. Fortschritte der Medizin [Sonderheft I] 118:31–39

2.4 | Routinedaten in der Psychopharmakotherapie

T. Messer, G. Laux, M. Schmauss

Einleitung

Die Arbeitsgruppe Basisdokumentation und Ergebnisqualität im DGPPN-Referat „Qualitätssicherung" war bereits Anfang der 90er Jahre beauftragt worden, eine für die interne und externe Qualitätssicherung geeignete Basisdokumentation (BADO) zu erarbeiten und ein entsprechendes Qualitätssicherungskonzept vorzulegen [1].

Die DGPPN-BADO stellt ein vergleichsweise einfaches und im Klinikalltag mit relativ geringem Zeitaufwand einsetzbares Instrument zur Erfassung eines großen Spektrums relevanter individueller Patientendaten dar. Sie umfasst mehr als 70 Items und ermöglicht die systematische Dokumentation aller Patientenfälle getrennt nach ICD-Diagnose, soziodemografischen Daten, krankheitsbezogenen Variablen, Variablen des Behandlungsprozesses und Outcomedaten wie z. B. CGI („clinical global impression") und GAF („global assessment of functioning") bei Aufnahme und Entlassung aus stationärer Behandlung.

Die BADO wurde in den folgenden Jahren an vielen psychiatrischen Kliniken eingeführt, wobei ein so genanntes Basismodul durch spezifische Zusatzmodule, z. B. für Sucht, Gerontopsychiatrie oder Forensik ergänzt werden konnte.

2.4.1 Methodik

In Anbetracht der kontinuierlichen Zunahme von zugelassenen Psychopharmaka entschlossen sich im Jahr 1999 zwei bayerische psychiatrische Versorgungskrankenhäuser (Bezirkskrankenhaus Augsburg, Bezirkskrankenhaus Gabersee/Wasserburg), ein Zusatzmodul „Psychopharmaka während des jetzigen Aufenthaltes (E4)" und „Empfohlene psychopharmakologische Weiterbehandlung (E17)" zu konzipieren und im Jahr 2000 an beiden Kliniken einzuführen (Abb. 2.3). Hintergrund dieser Initiative war der Wunsch nach mehr Objektivität und Transparenz bei der Behandlung stationär-psychiatrischer Patienten mit Psychopharmaka, insbesondere aber auch das Bedürfnis nach mehr Information über das Verordnungsverhalten an der jeweiligen Klinik. Darüber hinaus war es mit dem Modul möglich geworden, im Rahmen von Auswertungen die Psychopharmakotherapie mit anderen BADO-Items in Beziehung zu setzen, womit eine Reihe wissenschaftlicher Fragen, z. B. die geschlechts- oder altersspezifische Verordnung von Psychopharmaka, bearbeitet werden konnte. Schließlich lässt sich mit dem Psychopharmakamodul im Rahmen der hausinternen Qualitätssicherung ermitteln, ob und inwieweit Behandlungsempfehlungen, z. B. aus Lehrbüchern oder Leitlinien, umgesetzt werden.

Als ein weiteres Modul wurde neben dem Psychopharmakamodul das Modul „Probleme bei der Psychopharmakotherapie (E5)" etabliert. In diesem Modul können auf einer vorgegebenen Liste mit verschiedenen unerwünschten Arzneimittelwirkungen (UAW) das Psychopharmakon bzw. die Psychopharmaka aus E4 eingetragen werden, unter deren Verordnung die UAW aufgetreten ist (Abb. 2.4). Alternativ kann „entfällt" oder „keine besonderen Probleme" vermerkt werden.

Um eine rasche Auswertung zu garantieren, wird die Entlass-BADO innerhalb von fünf Werktagen ausgefüllt, die Daten werden zur Verbesserung der Validität oberärztlich geprüft.

2 Sektorübergreifende Qualitätssicherung

Entlassungsbogen

E4 Psychopharmaka während des jetzigen Aufenthalts

☐ keine	☐ Chlorprothixen	☐ Levomethadon (ab 01.10.07)	☐ Reboxetin
☐ Acamprosat (ab 01.10.07)	☐ Cholinesterasehemmer	☐ Lithium	☐ Risperidon
☐ Alprazolam (ab 01.10.07)	☐ Citalopram	☐ Lorazepam (ab 01.07.07)	☐ Rivastigmin (ab 01.10.07)
☐ Andere Antidepressiva	☐ Clomethiazol (Distraneurin)	☐ Maprotilin	☐ Sertindol
☐ Andere Antipsychotika	☐ Clomipramin	☐ Melperon	☐ Sertralin
☐ andere Benzodiazepine	☐ Clozapin	☐ Memantine (ab 01.11.06)	☐ Sulpirid
☐ Andere Hypnotika	☐ Depot atypisch	☐ Methadon (ab 01.10.07)	☐ Topiramat
☐ Andere Nootropika	☐ Depot typisch	☐ Mirtazapin	☐ Tranylcypromin
☐ Andere Phasenprophylaktik	☐ Diazepam (ab 01.10.07)	☐ Moclobemid	☐ Trimipramin
☐ Andere Tranquilizer	☐ Donepezil (ab 01.10.07)	☐ Naltrexon (ab 01.10.07)	☐ Valproinsäure
☐ Amisulprid	☐ Doxepin	☐ Nortiptylin	☐ Venlafaxin
☐ Amitriptylin	☐ Duloxetin	☐ Olanzapin	☐ Zaleplon
☐ Amitriptylinoxyd	☐ Escitalopram	☐ Opiatersatzstoffe	☐ Ziprasidon
☐ Aripiprazol	☐ Fluoxetin	☐ Oxazepam (ab 01.10.07)	☐ Zolpidem
☐ Benperidol	☐ Flupentixol	☐ Paliperidon (ab 01.07.07)	☐ Zopiclon
☐ Benzodiazepine	☐ Fluphenazin	☐ Paroxetin	☐ Zotepin
☐ Biperiden	☐ Fluvoxamin	☐ Perazin	☐ Zuclopenthixol
☐ Buprenorphin (ab 01.10.07)	☐ Galantamin (ab 01.10.07)	☐ Phytopharmaka	☐ unbekannt/unklar
☐ Bupropion (ab 01.07.07)	☐ Ginkgo Biloba (ab 01.10.07)	☐ Pipamperon	
☐ Buspiron (ab 01.07.07)	☐ Haloperidol	☐ Pregabalin (ab 29.05.08)	
☐ Carbamazepin	☐ Lamotrigin	☐ Quetiapin	

E17 Empfohlene psychopharmakologische Weiterbehandlung

☐ keine	☐ Chlorprothixen	☐ Levomethadon	☐ Reboxetin
☐ Acamprosat	☐ Cholinesterasehemmer	☐ Lithium	☐ Risperidon
☐ Alprazolam	☐ Citalopram	☐ Lorazepam	☐ Rivastigmin
☐ Andere Antidepressiva	☐ Clomethiazol (Distraneurin)	☐ Maprotilin	☐ Sertindol
☐ Andere Antipsychotika	☐ Clomipramin	☐ Melperon	☐ Sertralin
☐ andere Benzodiazepine	☐ Clozapin	☐ Memantine	☐ Sulpirid
☐ Andere Hypnotika	☐ Depot atypisch	☐ Methadon	☐ Topiramat
☐ Andere Nootropika	☐ Depot typisch	☐ Mirtazapin	☐ Tranylcypromin
☐ Andere Phasenprophylaktik	☐ Diazepam	☐ Moclobemid	☐ Trimipramin
☐ Andere Tranquilizer	☐ Donepezil	☐ Naltrexon	☐ Valproinsäure
☐ Amisulprid	☐ Doxepin	☐ Nortiptylin	☐ Venlafaxin
☐ Amitriptylin	☐ Duloxetin	☐ Olanzapin	☐ Zaleplon
☐ Amitriptylinoxyd	☐ Escitalopram	☐ Opiatersatzstoffe	☐ Ziprasidon
☐ Aripiprazol	☐ Fluoxetin	☐ Oxazepam	☐ Zolpidem
☐ Benperidol	☐ Flupentixol	☐ Paliperidon	☐ Zopiclon
☐ Benzodiazepine	☐ Fluphenazin	☐ Paroxetin	☐ Zotepin
☐ Biperiden	☐ Fluvoxamin	☐ Perazin	☐ Zuclopenthixol
☐ Buprenorphin	☐ Galantamin	☐ Phytopharmaka	☐ unbekannt/unklar
☐ Bupropion	☐ Ginkgo Biloba	☐ Pipamperon	
☐ Buspiron	☐ Haloperidol	☐ Pregabalin	
☐ Carbamazepin	☐ Lamotrigin	☐ Quetiapin	

Abb. 2.3. Psychopharmaka während des jetzigen Aufenthaltes E4 und empfohlene psychopharmakologische Weiterbehandlung E17

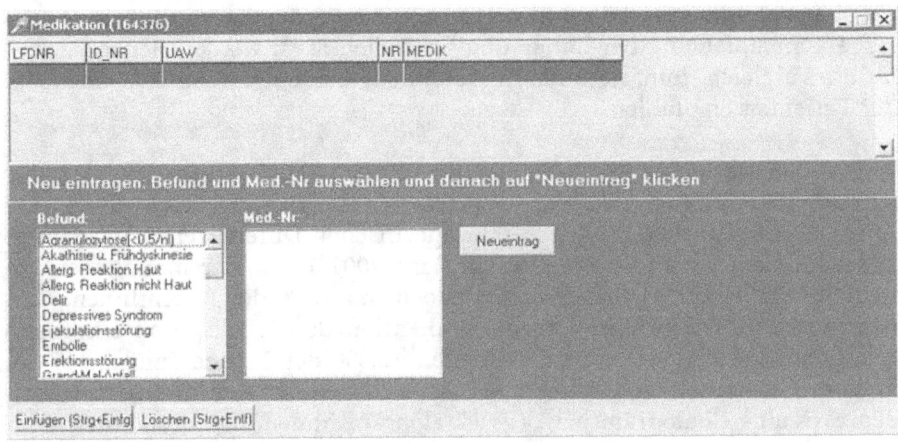

Abb. 2.4. Unerwünschte Arzneimittelwirkungen (UAW) während der stationären Behandlung

2.4.2 Ergebnisse

Um die praktische Anwendung zu veranschaulichen, werden nachfolgend einige Ergebnisse aus den am Bezirkskrankenhaus Augsburg durchgeführten Analysen dargestellt.

▪ **Psychopharmakotherapie während des stationären Aufenthaltes:** Seit Inbetriebnahme des BKH Augsburg mit dem Auftrag der psychiatrischen Vollversorgung für die Stadt Augsburg und die angrenzenden Gemeinden (ca. 400 000 Einwohner) liegt der Anteil der stationär aufgenommenen Patienten mit Suchterkrankungen (Alkohol und illegale Drogen) konstant bei >50% aller Aufnahmen. Daher lässt sich gut erklären, warum zwischen 2002 (n=4360) und 2007 (n=4345) zwischen 15,2% und 19,4% der Patienten keine Psychopharmaka, zwischen 9,8% und 14,1% der Patienten Carbamazepin und zwischen 11,1 und 15,5% der Patienten Opiatersatzstoffe erhielten. Die Verordnung von Benzodiazepinen während des Aufenthaltes ging von 33,2% im Jahr 2002 auf 23,0% im Jahr 2007 zurück.

Bei der Verordnung von Antidepressiva rangiert Mirtazapin mit 11,1% bis 13,3% konstant an der Spitze, gefolgt von (Es)Citalopram mit durchschnittlich 10,0% aller stationären Patienten. Während Risperidon im Jahr 2002 noch 12,9% und Olanzapin 12,6% aller Patienten erhalten hatten, sank die Verordnungshäufigkeit im Jahr 2007 auf 8,7% bzw. 9,1%. Demgegenüber wurde Quetiapin 2007 mit 6,4% doppelt so häufig verordnet wie 2002.

▪ **Empfohlene Psychopharmakotherapie bei Entlassung:** Der Anteil von Patienten, die ohne eine psychopharmakologische Behandlungsempfehlung entlassen wurden, lag für den Beobachtungszeitraum 2002 bis 2007 zwischen 33,7% und 40,3%. Während sich für die oben genannten Antipsychotika und Antidepressiva keine nennenswerte Verschiebung zwischen Psychopharmakotherapie während des stationären Aufenthaltes und der Medikamentenempfehlung bei Entlassung feststellen lässt, werden Benzodiazepine im Vergleich zum stationären Aufenthalt bei Entlassung nur noch 4% der Patienten empfohlen.

▪ **Psychopharmakotherapie während des stationären Aufenthaltes nach Geschlecht:** Die Betrachtung der empfohlenen Medikation nach Geschlecht spiegelt teilweise auch die geschlechtsspezifischen Differenzen bei der Diagnosehäufigkeit wider. So erhielten im Jahr 2007 13,4% der männlichen Patienten (n = 2568) Opiatersatzstoffe, jedoch nur 7,8% der Patientinnen. Carbamazepin, das vorwiegend in der Indikation der Anfallsprophylaxe beim Alkoholentzug eingesetzt wird, erhielten 12,3% der Männer und 5,9% der Frauen. Ein markanter Unterschied lässt sich bei der Verordnung des Antidepressivums Citalopram bzw. (Es)Citalopram finden, das bei Frauen doppelt so häufig wie bei Männern eingesetzt wurde.

▪ **Psychopharmakotherapie während des stationären Aufenthaltes nach Altersgruppe:** Bei der Unterteilung in verschiedene Altersgruppen ergeben sich für die Gruppe der 18- bis 30-jährigen, der 31- bis 45-jährigen und der 46- bis 60-jährigen Patienten kaum Unterschiede, abgesehen von der Tatsache, dass Opiatersatzstoffe mit steigendem Alter signifikant weniger verordnet werden. Bei den über 60-Jährigen sinkt der Anteil der psychopharmakologisch unbehandelten Patienten auf weniger als 20%, während 25,2% mit Mirtazapin, 15,4% mit Risperidon und 12,5% mit Zopiclon behandelt wurden.

▪ **Psychopharmakotherapie während des stationären Aufenthaltes nach Diagnose „Schizophrenie (ICD-10 F 20.xx)":** In der Behandlung der Schizophrenie und wahnhafter Störungen wurden im Jahr 2007 mit einem Anteil von je 25,2% Olanzapin und Risperidon verordnet, gefolgt von Quetiapin mit 14,6%, Aripiprazol mit 10,8% und Amisulprid mit 10,5%. Eine Vielzahl von weiteren Psychopharmaka wurde zur Kombination oder Augmentation genutzt, hier stand das Antidepressum (Es)Citalopram mit 17,3% an der Spitze der Verordnungen.

▪ **Psychopharmakotherapie während des Aufenthaltes nach Diagnose „Depression (ICD-10 F 32.xx; 33.xx)":** Mirtazapin ist konstant mit Abstand das am häufigsten verordnete Antidepressivum in der Behandlung depressiver Episoden. 2002 (n = 503) erhielten es 38,2% der Patienten, 2007 (n = 690) 39,6%. An zweiter Stelle rangiert (Es)Citalopram mit durchschnittlich 22,8%, an dritter Stelle Venlafaxin mit 15,5%. Bemerkenswert ist die Tatsache, dass durchschnittlich 18,7% der Patienten Zopiclon erhielten und im Jahre 2007 16,2% der Patienten das Antipsychotikum Olanzapin.

▪ **Unerwünschte Arzneimittelwirkungen (UAW) nach Substanzen (n = 4491):** Bei Analyse der über das Item E5 erfassten unerwünschten Arzneimittelwirkungen waren extrapyramidalmotorische Störungen in Form von Akathisie und Frühdyskinesien insgesamt mit 1,2% am häufigsten kodiert. An zweiter Stelle rangierte „Unruhe/Erregungszustand" mit 0,8%, gefolgt von Leberwerterhöhung (0,42%) und Hautreaktion (0,4%).

Bezogen auf einzelne Substanzen wurden „Akathisie und Frühdyskinesien" am häufigsten bei der Behandlung mit Risperidon (0,33%) und Haloperidol (0,22%) angegeben. „Unruhe und Erregungszustand" wurden am häufigsten in Zusammenhang mit Venlafaxin (0,13%) angegeben. „Leberwerterhöhung" traten bei Mirtazapin und Clozapin mit je 0,1% am häufigsten auf.

Unerwünschte Arzneimittelwirkungen nach Geschlecht (n=4491): Stratifiziert nach Geschlecht ergaben sich bei den extrapyramidalmotorischen Störungen „Akathisie und Frühdyskinesie" keine Unterschiede (♀ 0,6%; ♂ 0,6%). „Leberwerterhöhung" wurde bei Männern mit 0,33% aller Patienten deutlich häufiger dokumentiert als bei Frauen (0,09%). Die Verlängerung des QTc-Intervalls war bei beiden Geschlechtern ebenfalls nahezu gleich verteilt (♀ 0,18%; ♂ 0,13%). Einzig bei dem Item „Unruhe/Erregungszustand" ergab sich für Frauen der insgesamt höchste Wert mit 0,67% der Nennungen im Vergleich zu den Männern mit nur 0,13%.

Unerwünschte Arzneimittelwirkungen nach Altersgruppe (n=4491): Bei Betrachtung der Altersgruppen ist festzustellen, dass Akathisie und Frühdyskinesie deutlich häufiger bei den 18- bis 45-Jährigen beobachtet wurden, ebenso wie die QTc-Verlängerung. Im Gegensatz dazu wurde „Unruhe/Erregungszustand" in den Altersgruppen der 46- bis 60-jährigen und der Gruppe der über 61-jährigen zirka dreimal so häufig angetroffen wie bei den 18- bis 45-jährigen Patienten.

2.4.3 Diskussion

Die Erfahrungen an den beiden Bezirkskrankenhäusern mit der Einführung der dargestellten BADO-Zusatzmodule waren bislang positiv angesichts der Tatsache, dass sich die Transparenz für die Behandlung mit Psychopharmaka in den beiden beteiligten Kliniken deutlich erhöht hat. Während zuvor einzig eine Unterscheidung nach den großen Klassen Antidepressiva, Antipsychotika (ausgenommen Clozapin), Benzodiazepine und Anticholinergika möglich war, erlauben die Zusatzmodule nunmehr seit Jahren eine differenziertere Betrachtung, die z.B. im Rahmen des klinikinternen Controlling Vergleiche mit den Apothekenbestellungen ermöglicht. Die Verknüpfung mit anderen BADO-Items, z.B. Geschlecht, Alter oder anderen soziodemografischen Variablen, gestattet die Beantwortung wissenschaftlicher Fragestellungen. So kann die hohe Verordnung von weiteren Psychopharmaka, z.B. des Antidepressivums (Es)Citalopram in der Behandlung der Schizophrenie als Ausdruck des Bemühens, eine persistierende Negativsymptomatik zu beeinflussen, interpretiert und mit Studien bzw. auch Leitlinienempfehlungen verglichen werden [5, 7]. Vice versa wird mit der Verordnung von Antipsychotika, z. B. von Olanzapin, bei depressiven Störungen nicht nur versucht, psychotische Symptome der majoren Depression zu eliminieren, sondern auch kognitive oder formale (Denk)Störungen zu beeinflussen („off-label-use"), wozu positive Augmentationsstudien vorliegen [4, 8, 9]. Andererseits muss kritisch hervorgehoben werden, dass es sich ausschließlich um eine deskriptive Erfassung von Arzneimittelverordnungen handelt. Bislang ist es EDV-technisch nicht möglich, z. B. einzelne Kombinations- oder Augmentationsstrategien quantitativ zu bestimmten Zeitpunkten des Aufenthaltes zu erfassen, was angesichts der Häufigkeit dieser klinischen Praxis wünschenswert wäre [3, 6].

Die geringe Quote der unerwünschten Arzneimittelwirkungen muss ebenfalls vorsichtig interpretiert werden, da sowohl in internationalen randomisierten kontrollierten Studien als auch in den in deutschsprachigen Ländern gut etablierten Pharmakovigilanzsystemen deutlich höhere Inzidenzen von UAW berichtet werden [2].

2.4.4 Praktische Folgerungen

Es ist zu betonen, dass es einer erheblichen Motivation der involvierten ärztlichen Kolleginnen und Kollegen bedarf, die BADO über die übliche Version hinaus zuverlässig auszufüllen. Um den Motivationsgrad zu erhöhen, sollten daher regelmäßig Auswertungen erfolgen, die dann auch in Anwesenheit aller „BADO-Nutzer" kritisch diskutiert werden. Nur mit diesem Feedback lässt sich die Bereitschaft, die gewünschten Daten für eine differenzierte BADO zu generieren, aufrechterhalten. Hinsichtlich der Validität der Daten hat sich herausgestellt, dass die Überprüfung durch einen weiteren ärztlichen Kollegen, z. B. Oberärztin/Oberarzt diese deutlich erhöht.

Literatur

1. Cording C, Gaebel W, Spengler A, Stieglitz RD, Geiselhart H, John U, Netzold DW, Schönell H (1995) Die neue psychiatrische Basisdokumentation. Eine Empfehlung der DGPPN zur Qualitätssicherung im (teil-)stationären Bereich. Spektrum der Psychiatrie und Nervenheilkunde 24:3–41
2. Grohmann R, Hippius H, Helmchen H, Rüther E, Schmidt LG (2004) The AMUP study for drug surveillance in psychiatry – a summary of inpatient data. Pharmacopsychiatry 37 [Suppl 10]:S16–26
3. Messer T, Tiltscher C, Schmauss M (2006) Polypharmacy in the treatment of schizophrenia. Fortschr Neurol Psychiatr 74:377–391
4. Philip NS, Carpenter LL, Tyrka, AR, Price LH (2008) Augmentation of antidepressants with atypical antipsychotics: a review of the current literature. J Psychiatr Pract 14:34–44
5. Rummel C, Kissling W, Leucht S (2005) Antidepressants as add-on treatment to antipsychotics for people with schizophrenia and pronounced negative symptoms: a systematic review of randomized trials. Schizophr Res 80:85–97

6. Schmauss M, Messer T (2007) Augmentation strategies for therapy resistant depression – a review. Psychiatr Prax 34:165–174
7. Sepehry AA, Potvin S, Elie R, Stip E (2007) Selective serotonin reuptake inhibitor (SSRI) add-on therapy for the negative symptoms of schizophrenia: a meta-analysis. J Clin Psychiatry 68:604–610
8. Shelton RC, Papakostas GI (2008) Augmentation of antidepressants with atypical antipsychotics for treatment-resistant major depressive disorder. Acta Psychiatr Scand 117:253–259
9. Takahashi H, Kamata M, Yoshida K, Higuchi H, Ishigooka J (2008) Augmentation with olanzapine in TCA-refractory depression with melancholic features: a consecutive case series. Hum Psychopharmacol 23:217–220

2.5 Bedeutung und Einsatzmöglichkeiten von Qualitätsindikatoren aus Sicht des AOK-Bundesverbandes

C. Roick

Einleitung

Ambulante Ärzte, Krankenhäuser und Rehabilitationseinrichtungen sind seit einigen Jahren dazu verpflichtet, ein internes Qualitätsmanagement durchzuführen und sich an einrichtungsübergreifenden Maßnahmen der Qualitätssicherung zu beteiligen. Dazu werden Indikatoren benötigt, die anhand messbarer Größen Anhaltspunkte für die Angebotsqualität in ausgewählten Versorgungsbereichen geben. Mittlerweile sind zwar zahlreiche Qualitätsmanagementsysteme und Indikatorensets verfügbar, aber die Möglichkeiten einer adäquaten Qualitätssicherung sind in Deutschland noch lange nicht ausgeschöpft.

So sind Qualitätsindikatoren für die Patienten bislang in der Regel noch keine Orientierungshilfe. Selbst im Krankenhaussektor, wo die einrichtungsübergreifende vergleichende Qualitätssicherung am weitesten fortgeschritten ist, erleichtern die Indikatoren kaum die Auswahl einer Klinik. Das liegt zum einen daran, dass die Bedeutung der in Struktur-, Prozess- und Ergebnisindikatoren abgebildeten Parameter für Laien schwer zu verstehen ist. Die für Patienten besonders interessanten Ergebnisindikatoren werden zudem nur selten erfasst. Darüber hinaus werden Qualitätsindikatoren primär in Form einrichtungsinterner Berichte veröffentlicht. Um den Patienten die Auswahl eines geeigneten Krankenhauses zu ermöglichen, müssen diese Berichte für übergreifende Vergleiche aufbereitet werden. Die AOK hat deshalb mit dem *Krankenhausnavigator* ein internetbasiertes Informationssystem entwickelt, das frei zugänglich ist [1]. Viele Patienten wissen jedoch noch nicht, dass ihnen derartige Hilfsmittel zur Verfügung stehen.

Während in der somatischen Medizin indikatorbasierte Qualitätsvergleiche zwischen unterschiedlichen Kliniken schon zum Standard gehören, besteht in der Psychiatrie diesbezüglich noch Nachholbedarf. Das ist auch deshalb bedauerlich, weil die Psychiatrie mit der Entwicklung und dem Einsatz der Basisdokumentation schon seit Jahren umfangreiche Vorarbeiten für die Beurteilung der Versorgungsqualität in ihren Kliniken geleistet hat. Dagegen ist die vergleichende Qualitätssicherung im ambulanten Bereich sowohl in der Psychiatrie als auch in der somatischen Medizin noch Neuland.

Analysen der Versorgungsqualität enden, im stationären wie im ambulanten Sektor, bislang in der Regel an den Grenzen des jeweiligen Settings. Dadurch besteht jedoch die Gefahr falscher Schlussfolgerungen. Beispielsweise kann eine Klinik, die ihre Patienten nach einem chirurgischen Eingriff zu früh entlässt und damit vermehrte postoperative Komplikationen riskiert, trotzdem eine niedrigere Komplikationsrate als andere Einrichtungen erzielen, weil die unerwünschten Ereignisse nicht mehr im stationären Setting auftreten und daher nicht mehr erfasst werden.

Wie diese Probleme bei der Qualitätssicherung medizinischer Versorgung überwunden werden können, soll im Folgenden anhand von drei AOK-geförderten Projekten dargestellt werden.

2.5.1 Sektorübergreifende Qualitätssicherung stationärer Versorgung

Das eingangs erwähnte Beispiel der postoperativen Komplikationen zeigt, dass eine sektorübergreifende Sicherung der von Kliniken erbrachten Versorgungsqualität wünschenswert ist, um aussagefähige Daten zu gewinnen. Deshalb hat das Wissenschaftliche Institut der AOK in Kooperation mit dem AOK-Bundesverband, den Helios-Kliniken und dem Forschungs- und Entwicklungsinstitut für das Sozial- und Gesundheitswesen Sachsen-Anhalt ein Verfahren zur sektorübergreifenden Qualitätssicherung der stationären Versorgung mit Routinedaten (QSR) entwickelt [2, 3]. Grundlage dieses Verfahrens sind die bundesweiten Abrechnungsdaten der bei der AOK versicherten, vollstationär behandelten Patienten. Die Daten umfassen Angaben zu Zeitraum, Diagnosen, Prozeduren und abgerechneten Entgelten von Krankenhausbehandlungen. Mit dem QSR-Verfahren können nun verschiedene Behandlungsereignisse patientenbezogen zugeordnet werden, ohne dass die Identität der einzelnen Patienten ermittelbar ist. Auf diese Weise ist es möglich, Behandlungsepisoden zu betrachten, die über die Dauer einer Klinikbehandlung hinausgehen. So können mehrere Krankenhausaufenthalte eines Patienten klinikübergreifend analysiert werden, um eventuelle Wiedereinweisungen zu erfassen. Ergänzt werden die Klinikdaten durch Daten aus der Mitgliederbestandsführung der Krankenkasse, sodass beispielsweise auch Todesfälle, die nach Abschluss einer stationären Behandlung aufgetreten sind, bei der Qualitätsbeurteilung berücksichtigt werden können.

Da globale, krankheitsübergreifende Indikatoren zur Abbildung der Behandlungsqualität einer Klinik nicht ausreichend sind, werden im QSR-Verfahren einzelne Erkrankungen, die sich als Tracer für die Versorgungsqualität eignen, genauer untersucht [2]. Dafür kommen vor allem Erkrankungen in Frage, die in einem Fachgebiet besonders häufig vorkommen oder deren Behandlung mit einer hohen, durch medizinische Maßnahmen beeinflussbaren Komplikationsrate einhergeht.

Für das QSR-Verfahren wurden zunächst zehn Tracer ausgewählt, unter anderem die Diagnosen Herzinfarkt, Herzinsuffizienz und Schlaganfall sowie Hüft- und Kniegelenkimplantationen, Operationen bei kolorektalen Karzinomen und Appendektomien. Weitere Tracer aus dem Gebiet der Kardiologie und Herzchirurgie sind in Vorbereitung.

Bei den genannten Tracern sind die Sterblichkeitsraten innerhalb von 30, 90 bzw. 365 Tagen nach Krankenhausaufnahme bzw. nach Durchführung eines operativen Eingriffs gute Indikatoren für die Ergebnisqualität einer stationären Behandlung. Ergänzende Informationen liefern weitere Qualitätsindikatoren, wie Revisionsraten nach der Implantation von Endoprothesen oder komplikationsbedingte erneute Klinikaufnahmen.

Da die Patientenstruktur der einzelnen Krankenhäuser unterschiedlich sein kann, muss für alle Tracerdiagnosen eine Risikoadjustierung erfolgen. Dabei werden Geschlecht und Alter der Patienten sowie die bei Krankenhausaufnahme bereits bestehenden Begleiterkrankungen berücksichtigt. Anhand dieser Parameter werden beispielsweise für Todesfälle, die nach einer Operation aufgetreten sind, standardisierte Mortalitätsraten (SMR) ermittelt. Dazu müssen zunächst für jede Klinik die aufgrund der Risikostruktur ihrer Patienten theoretisch zu erwartenden Todesfälle berechnet werden. Die SMR ergibt sich dann aus der Division der in der Klinik tatsächlich aufgetretenen Todesfälle durch die theoretisch zu erwartenden Fälle. Dementsprechend sagt eine SMR von 1 aus, dass genau so viele Todesfälle tatsächlich aufgetreten sind, wie anhand der Risikostruktur der Patienten zu erwarten gewesen wären. Eine SMR > 1 zeigt an, dass in der Klinik im Vergleich zu allen untersuchten Kliniken überdurchschnittlich viele Todesfälle vorgekommen sind, während bei einer SMR < 1 deutlich weniger Todesfälle aufgetreten sind.

Jede Klinik kann so anhand der standardisierten Mortalitätsraten und verschiedener anderer Qualitätsindikatoren überprüfen, wie ihre Ergebnisqualität im Vergleich zu anderen Kliniken ist. Damit bieten die QSR-Indikatoren den Kliniken ohne zusätzlichen bürokratischen Aufwand wertvolle Informationen für das interne Qualitätsmanagement und für externe Vergleiche. Zudem liefern sie auf Bundesebene interessante Daten für die Versorgungsforschung, die zur Beurteilung des Nutzens medizinischer Verfahren herangezogen werden können.

Der QSR-Ansatz ist aber auch für die Kostenträger von Bedeutung, da er ihnen Hinweise darauf gibt, in welchen Kliniken bei bestimmten Indikationen eine besonders hohe Versorgungsqualität zu erwarten ist. Dies kann für die Auswahl von Vertragspartnern im Rahmen innovativer Projekte, wie der integrierten Versorgung, relevant sein oder auch für Modellprojekte, bei denen über den Pay-for-performance-Ansatz besondere Anreize für eine qualitativ hochwertige Versorgung gesetzt werden. Die QSR-Methode könnte aber auch zum Einsatz kommen, wenn der Gesetzgeber den Krankenkassen die Möglichkeit gibt, für bestimmte Indikationen geeignete Kliniken selektiv zu kontrahieren. Qualitätsindikatoren wären dann unverzichtbar, da sie gewährleisten, dass potenzielle Vertragspartner nicht nur nach dem Preis der von ihnen angebotenen Leistung, sondern auch nach deren Qualität ausgewählt werden.

Die QSR-Methode ist somit ein zukunftsweisender Ansatz zur vergleichenden Darstellung der Ergebnisqualität stationärer Behandlung. Bislang ist sie jedoch nur bei einigen Krankheitsbildern anwendbar, da ihre Validität und Reliabilität an bestimmte Voraussetzungen geknüpft ist:

- Es muss ein klar definiertes Startereignis vorliegen, z. B. eine Krankenhausaufnahme aufgrund eines Myokardinfarkts. Chronische Erkrankungen, die im Rahmen einer schleichenden Zustandsverschlechterung zu einer Krankenhausaufnahme führen (z. B. demenzielle Erkrankungen), sind für den QSR-Ansatz weniger geeignet.
- Es muss statistisch kontrollierbar sein, welchen Einfluss die unterschiedliche Risikostruktur der Patienten auf das Behandlungsergebnis hat. Bei vielen psychiatrischen Erkrankungen ist das jedoch problematisch, da bislang nur ein geringer Teil der Varianz des Behandlungsergebnisses durch klar definierte, patientenbezogene Prädiktoren erklärt werden kann.
- Es muss ein Abrechnungssystem vorhanden sein, das valide und detaillierte Daten über alle relevanten Erkrankungen eines Patienten und alle wesentlichen durchgeführten Prozeduren liefert. In der somatischen Medizin ist das seit Einführung der DRG der Fall. In der Psychiatrie ist der für die stationäre Leistungsabrechnung erforderliche Dokumentationsaufwand dagegen deutlich geringer, sodass es hier noch an den für das QSR-Verfahren erforderlichen Daten mangelt.
- Es müssen Ergebnisindikatoren verfügbar sein, die möglichst objektiv sind (also wenige Ansatzpunkte für bewusste oder unbewusste Verzerrungen bieten), eine hohe Sensitivität für relevante Qualitätsprobleme haben und durch eine angemessene Spezifität Fehlidentifikationen von Qualitätsproblemen vermeiden. Bei schweren somatischen Erkrankungen werden diese Kriterien in der Regel von Indikatoren wie der Mortalität, der stationären Wiederaufnahmerate sowie der Arbeitsfähigkeit oder dem Pflegebedarf eines Patienten erfüllt. Bei psychischen Erkrankungen sind die genannten Indikatoren zwar ebenfalls relevant, haben aber oft eine geringere Sensitivität und Spezifität. So ist beispielsweise die Aussagefähigkeit des Indikators Arbeitsfähigkeit bei schizophrenen Patienten eingeschränkt, weil nur ein kleiner Teil der Erkrankten eine Arbeit im ersten Arbeitsmarkt hat.

Aus den genannten Gründen kann die QSR-Methode nicht ohne weiteres zur Abbildung der Qualität stationär-psychiatrischer Behandlungen herangezogen werden. Sie kann jedoch für die Psychiatrie wichtige Denkanstöße geben und damit zum Ausgangspunkt eigener, fachspezifischer Ansätze für eine sektorübergreifende Qualitätssicherung werden.

2.5.2 Qualitätssicherung hausärztlicher Versorgung

Der Einsatz von Qualitätsindikatoren ist in der vertragsärztlichen Versorgung noch weitgehend Neuland. Deshalb hat der AOK-Bundesverband mit Blick auf die zentrale Rolle des Hausarztes in der Gesundheitsversorgung das Göttinger AQUA-Institut mit der Entwicklung von Qualitätsindikatoren für die hausärztliche Versorgung beauftragt. Die im Jahr 2002 vom AQUA-Institut vorgelegten Qualitätsindikatoren sind das erste in Deutschland verfügbare Indikatorsystem zur Bestimmung der hausärztlichen Versorgungsqualität [6]. Ab 2009 werden die zwischenzeitlich nochmals überarbeiteten Qualitätsindikatoren in 13 Tranchen veröffentlicht und können dann frei genutzt werden [7].

Die Entwicklung der Qualitätsindikatoren erfolgte auf der Basis einer von der US-amerikanischen *Research and Development Cooperation* genutzten Methode. Dabei wurde zunächst die aus randomisierten kontrollierten Studien, Leitlinien oder etablierten Indikatorsystemen verfügbare wissenschaftliche Evidenz recherchiert. Danach wurden Soll-Eigenschaften für die zu entwickelnden Indikatoren festegelegt (z.B. Validität, Reliabilität und Veränderungssensitivität); anschließend erfolgte eine strukturierte Bewertung der Indikatoren durch externe Experten. Im letzten Schritt wurde die Praxisrelevanz der Qualitätsindikatoren in Fokusgruppen mit niedergelassenen Ärzten diskutiert. Auf diese Weise wurden über 130 evidenzbasierte Qualitätsindikatoren entwickelt, die sich über die gesamte Breite der hausärztlichen Versorgung erstrecken und in bislang elf Indikatorensets zusammengefasst sind [6]:

- *allgemeine Merkmale regionaler Versorgungsmodelle*: z.B. Anteil der zufriedenen Versicherten,
- *Pharmakotherapie*: z.B. Anteil der Patienten mit Wirkstoffkombinationen die aufgrund ihres Interaktionspotenzials zu vermeiden sind,
- *Laboruntersuchungen*: z.B. Zahl und Art der veranlassten Untersuchungen bei gastrointestinalen Beschwerden,
- *Prävention*: z.B. Anteil der Übergewichtigen mit Beratung,
- *spezifische Indikatoren zu Hypertonie, Diabetes mellitus Typ II, Asthma/ COPD, koronarer Herzkrankheit, akutem Rückenschmerz, Alkoholabusus und Depression*.

Alle Qualitätsindikatoren sind so dargestellt, dass deutlich wird, wie sie inhaltlich einzuordnen sind, wie sie berechnet werden müssen, welche wissenschaftlichen und methodischen Anforderungen sie erfüllen, in welchem Rahmen sie bislang eingesetzt wurden und wie sie in das Qualitätsmanagement einer Arztpraxis oder eines Arztnetzes integriert werden können.

Der praktische Einsatz der Qualitätsindikatoren erfolgt in fünf Schritten. Zunächst müssen aus dem Qualitätsindikatorenfundus je nach der regionalen Versorgungssituation einzelne geeignete Indikatoren ausgewählt werden. Dabei ist zu berücksichtigen, dass mit der Auswahl eines Indikators die Aufmerksamkeit besonders auf den damit abgebildeten Ausschnitt der hausärztlichen Tätigkeit gelenkt wird, während die Versorgung in den nicht ausgewählten Bereichen zwar nicht vernachlässigt, aber auch nicht intensiviert wird. Deshalb ist eine möglichst breite Ausrichtung der Qualitätsindikatoren zu empfehlen.

Anhand der ausgewählten Indikatoren muss nun die aktuelle Qualität der medizinischen Versorgung, also die Ausgangssituation, bestimmt werden. Auf der Basis dieser Ist-Werte werden Zielwerte festgelegt, die durch Qualitätsverbesserungen erreicht werden sollen. Dabei sollten die Ziele weder zu hoch noch zu niedrig gesteckt werden. Zielwerte, deren Erfüllung unrealistisch ist, könnten vernachlässigt werden, da sie als Qualitätsindikatoren uninteressant sind. Aber auch Zielwerte, die ohne jegliche Anstrengung zu erreichen sind, erfüllen ihren Zweck nicht, da sie für die Leistungserbringer keinen Ansporn mehr bieten.

Nach der Festlegung der Zielwerte müssen Maßnahmen eingeleitet werden, mit denen die gesteckten Qualitätsziele erreicht werden können. Mit einer erneuten Bestimmung der Qualitätsindikatoren, die in der Regel nach einem Jahr erfolgen sollte, kann nun festgestellt werden, ob die Qualitätsziele erreicht wurden. Die Werte, die als Feedbackberichte den einzelnen Ärzten und dem Arztnetz zur Verfügung gestellt werden, dienen als Grundlage für das praxisinterne Qualitätsmanagement und die Arbeit in Qualitätszirkeln. Wurden die Zielwerte nicht erreicht, müssen die Gründe dafür ermittelt und die Maßnahmen zur Zielerreichung angepasst werden. Wurden die Zielwerte erreicht, kann diskutiert werden, ob eine weitere Erhöhung sinnvoll ist und ob zusätzliche Qualitätsindikatoren implementiert werden sollen.

Wie die Anwendungserfahrungen aus dem baden-württembergischen Ärztenetz Qu@linet [4] zeigen, ist der Aufwand für die Erhebung der Qualitätsindikatoren in der Anfangsphase hoch, wird aber später geringer, da dann nur noch Anpassungen erforderlich sind [5]. Erfreulich ist, dass schon nach den ersten Einführungsschritten positive Effekte zu beobachten sind. So kann bereits die Auswahl der Indikatoren dazu führen, dass Verbesserungsmaßnahmen eingeleitet werden, die sich günstig auf die Prozessqualität auswirken.

Dass die Qualitätsindikatoren für die hausärztliche Versorgung auch für die Psychiatrie relevant sind, klang bereits an. Da die Versorgungsqualität bei Alkoholabusus und depressiven Störungen gezielt erfasst wird, kann die Aufmerksamkeit der Hausärzte auf eine verbesserte Diagnostik und Therapie dieser Erkrankungen gerichtet werden. So wird z.B. bei der Depressionsbehandlung über Qualitätsindikatoren abgebildet, wie hoch der Anteil der hausärztlichen Patienten mit einer diagnostizierten Depression ist. Da die Prävalenz depressiver Störungen in der Bevölkerung bei etwa 10% liegt, sind deutlich niedrigere Prävalenzraten in Hausarztpraxen ein Hinweis darauf, dass der Diagnostik dieser Störungen möglicherweise nicht genügend Aufmerksamkeit gewidmet wird [7]. Der Indikator kann damit zum Ausgangspunkt für eine Weiterbildung der betreffenden Hausärzte werden. In ähnlicher Weise beeinflussen andere Indikatoren die Therapie der Depression positiv, da sie abbilden, ob Antidepressiva ausreichend lange und in ausreichend hoher Dosierung verordnet werden. Zudem kann durch die Indikatoren die Zusammenarbeit mit den fachärztlichen Kollegen verbessert werden, da bei mittelschweren und schweren Depressionen sowie Suizidalität und Therapieresistenz auch die Überweisung zu Fachspezialisten als Indikator für eine gute Versorgungsqualität gewertet wird. Damit tragen die für die hausärztliche Versorgung entwickelten Qualitätsindikatoren zu der von Psychiatern oft geforderten, verbesserten primärärztlichen Diagnostik und Therapie psychischer Störungen bei.

2.5.3 Qualitätssicherung integrierter psychiatrischer Versorgung

Die integrierte Versorgung erleichtert die Überwindung der Grenzen zwischen unterschiedlichen Versorgungssektoren und ist deshalb auch für das stark fragmentierte psychiatrische Versorgungssystem ein Erfolg versprechender Ansatz. Sinnvoll ist eine Steuerung des integrierten Leistungsangebots aus dem ambulanten Bereich, da auf diese Weise das Ziel der psychiatrischen Versorgung – die Integration und Behandlung der Patienten in ihrem normalen Wohnumfeld – am besten erreicht werden kann. Ein Beispiel dafür ist das Zentrum für Sozialpsychiatrie und Nervenheilkunde am Ostebogen [8]. Es bietet den AOK-Patienten eine integrierte Versorgung an, bei der die gesamte psychiatrische Behandlung einschließlich der Kriseninterventionen durch eine nervenärztlich geführte Leitstelle koordiniert wird, die eng mit Bezugstherapeuten der ambulant psychiatrischen Pflege zusammenarbeitet. Da die Leitstellenärzte die Budgetverantwortung für die psychiatrische Versorgung der eingeschriebenen Patienten haben, können sie flexibel entscheiden, welches psychiatrische Versorgungsangebot für ihre Patienten aktuell am besten geeignet ist. So ist es beispielsweise möglich, akut kranke Patienten in einem Hometreatment so intensiv zu betreuen, dass Krankenhauseinweisungen vermieden werden können. Wie die Begleitforschung gezeigt hat, verbessert sich dadurch die Flexibilität und Kontinuität der Versorgung und die Zufriedenheit der Patienten mit der Behandlung steigt.

Wenn solche innovativen Versorgungskonzepte nicht nur Modelle bleiben, sondern Bestandteil der Routineversorgung werden sollen, muss kontinuierlich überprüft werden können, ob die Versorgungsqualität durch die Übernahme der Budgetverantwortung nicht beeinträchtigt wird, sondern sich tatsächlich verbessert. Dazu sind von unabhängigen Experten erarbeitete, evidenzbasierte Qualitätsindikatoren erforderlich.

Da die Schizophrenie eine der wichtigsten Indikationen für die integrierte psychiatrische Versorgung ist, hat der AOK-Bundesverband 2007 die Entwicklung von Qualitätsindikatoren für die integrierte Versorgung schizophrener Erkrankungen ausgeschrieben. Stefan Weinmann[1] und Thomas

---

[1] Dr. Dr. Stefan Weinmann, Institut für Sozialmedizin, Epidemiologie und Gesundheitsökonomie, Charité – Universitätsmedizin Berlin

Becker[2] haben im Rahmen der Ausschreibung ein Set aus zwölf Basis- und 22 Qualitätsindikatoren erarbeitet und in einem Handbuch ausführlich erläutert [9]. Die Basisindikatoren beschreiben relevante Strukturaspekte (z. B. die Patientenpopulation und Merkmale des Versorgungssystems), während die Qualitätsindikatoren die psychiatrische Behandlungsqualität abbilden. Bei allen Qualitätsindikatoren ist dargestellt, wie sie inhaltlich einzuordnen sind, wie sie berechnet werden müssen, welche wissenschaftlichen und methodischen Anforderungen sie erfüllen, wie die zugrunde liegende Evidenz zu bewerten ist, in welchem Rahmen sie bislang eingesetzt wurden, wie sie in das Qualitätsmanagement integriert werden können und welche Patientenfaktoren im Rahmen der Case-mix-Adjustierung zu berücksichtigen sind.

Grundlage der evidenzbasierten Indikatorentwicklung war eine umfangreiche Literaturrecherche. Bei der Ableitung der Qualitätsindikatoren aus der Vielzahl der identifizierten Parameter psychiatrischer Versorgung spielten folgende Aspekte eine besondere Rolle [9]:

- *Bedeutsamkeit* („*Meaningfulness*"): klinische Bedeutung des Indikators, Validität;
- *Machbarkeit* („*feasibility*"): Operationalisierbarkeit, Verfügbarkeit der Daten, Reliabilität;
- *Handlungsrelevanz* („*actionability*"): Übereinstimmung mit Normen und Regeln, Beeinflussbarkeit durch die Beteiligten, Veränderungssensitivität.

Zudem sollten Struktur, Prozess- und Ergebnisqualität in angemessenem Verhältnis abgebildet sein und möglichst alle Teilbereiche der Versorgung schizophren erkrankter Patienten erfasst werden, um ein adäquates Gesamtbild zu vermitteln.

Berücksichtigt werden musste bei der Ableitung der Indikatoren auch, dass psychiatrische Versorgungsqualität aus verschiedenen Perspektiven definiert werden kann (Patienten, Angehörige, Leistungsanbieter, Kostenträger), dass Ergebnisqualität auf mehreren Ebenen beurteilt werden kann (Symptomebene, Funktionsniveau, Lebensqualität) und dass die hohe Versorgungsvariabilität sich auf die Handlungsrelevanz einzelner Indikatoren auswirken kann. Um dem Rechnung zu tragen, wurden die aus der Literatur abgeleiteten Qualitätsindikatoren in einem Expertenworkshop mit Patienten- und Angehörigenvertretern sowie Repräsentanten aller psychiatrischen Versorgungsbereiche diskutiert. Die nach dem Workshop überarbeitete Version des Qualitätsindikatorenhandbuchs wurde abschließend durch einen externen Experten begutachtet.[3] Auf der Grundlage der in dem Gutachten gegebenen Hinweise wurde die Endversion des Handbuchs erstellt, die seit Oktober 2008 vorliegt. Damit ist es in Deutschland erstmals mög-

---

[2] Prof. Dr. Thomas Becker, Klinik für Psychiatrie und Psychotherapie II der Universität Ulm/BKH Günzburg

[3] Die Begutachtung erfolgte durch Prof. Dr. Wulf Rössler, Klinik für Soziale Psychiatrie und Allgemeinpsychiatrie der Psychiatrischen Universitätsklinik Zürich

lich, die Qualität integrierter Versorgungsangebote für schizophren erkrankte Patienten mit evidenzbasierten Kriterien, die auf einem breiten fachlichen Konsens beruhen, abzubilden.

2.5.4 Schlussfolgerungen für die Versorgungspraxis

Die Beispiele zeigen, dass die bislang bestehenden Probleme bei der Qualitätssicherung medizinischer Versorgung überwunden werden können. Sie sind zudem ein Beleg dafür, dass Qualitätssicherung kein überflüssiger bürokratischer Aufwand ist, sondern für alle Partner in der Gesundheitsversorgung Vorteile bietet. Qualitätsindikatoren motivieren die Leistungserbringer, ihre Versorgung kontinuierlich zu überprüfen und zu verbessern; sie versetzen die Patienten in die Rolle informierter Konsumenten, die gezielt entscheiden können, wem sie ihre Gesundheitsversorgung anvertrauen und sie ermöglichen es den Kostenträgern, geeignete Leistungserbringer für spezielle Versorgungsverträge auszuwählen oder im Rahmen leistungsorientierter Vergütungssysteme besondere Anreize für eine qualitativ hochwertige Versorgung zu setzen.

Routinedaten spielen als Qualitätsindikatoren eine wichtige Rolle, da sie ein Datenfundus sind, der eine kontinuierliche Qualitätssicherung ohne zusätzlichen Aufwand für die Leistungserbringer ermöglicht. Das QSR-Projekt zeigt das besonders eindrücklich, aber auch die Qualitätsindikatoren für die hausärztliche Versorgung und die integrierte Versorgung schizophren Erkrankter basieren zum großen Teil auf Daten, die von den Leistungserbringern ohnehin erfasst werden. Der mit der Datenerhebung verbundene Aufwand ist jedoch nur ein Faktor, der die Akzeptanz von Qualitätsindikatoren beeinflusst. Mindestens genauso wichtig ist die Validität der Messwerte, die eine sorgfältige Dokumentation und eine adäquate Risikoadjustierung erfordert. Da Routinedaten, gerade in der Psychiatrie, nur begrenzt Informationen über die Ergebnisqualität vermitteln, sollte eine umfassende Qualitätssicherung aber auch Ergebnisindikatoren berücksichtigen, die beispielsweise im Rahmen von Patientenbefragungen erhoben werden.

Während in vielen somatischen Fächern eine einrichtungsübergreifende vergleichende Qualitätssicherung bereits zum Standard gehört, besteht in der Psychiatrie diesbezüglich noch Nachholbedarf. Das hat auch damit zu tun, dass die Beurteilung der psychiatrischen Versorgungsqualität besonders problematisch ist. So wird die Ergebnisqualität in der Psychiatrie primär über subjektive Einschätzungen und nicht über objektive Parameter, wie Laborwerte, beurteilt. Objektive Kriterien, wie Arbeitsunfähigkeit, haben als Ergebnisindikatoren oft eine geringe Sensitivität, die regionale Variabilität der Versorgung ist groß und die Risikoadjustierung ist schwierig.

Umso mehr ist es zu begrüßen, dass die DGPPN trotz dieser Probleme die Initiative zur Förderung der Qualitätssicherung in der Psychiatrie ergriffen hat. Damit trägt sie der Tatsache Rechnung, dass die Darlegung und Sicherung der medizinischen Versorgungsqualität anhand geeigneter Indikatoren mehr und mehr zu einem elementaren Bestandteil der Gesundheitsversorgung werden wird.

Literatur

1. AOK-Bundesverband (2008) Krankenhaus-Navigator. http://www.aok.de/bundesweit/krankenhaus-navigator/krankenhaus-navigator.php
2. AOK-Bundesverband, Forschungs- und Entwicklungsinstitut für das Sozial- und Gesundheitswesen Sachsen-Anhalt (FEISA), HELIOS Kliniken, Wissenschaftliches Institut der AOK (WIdO) (2007) Qualitätssicherung der stationären Versorgung mit Routinedaten (QSR). Wissenschaftliches Institut der AOK, Bonn
3. Günster C, Heller G (2007) Klinik-Qualität ist messbar. Gesundheit und Gesellschaft 4:14–15
4. Qu@linet e.V. (2008) Qu@linet – Mein Arzt, mein Vertrauen. http://www.qualinet.org/index.html
5. Stock J (2007) Erste Erfahrungen mit Qualitätsindikatoren in Arztnetzen. In: Stock J, Szecsenyi J (Hrsg) Stichwort: Qualitätsindikatoren. KomPart, Bonn, S 277–300
6. Stock J, Broge B (2007) „Qualitätsindikatoren der AOK für Arztnetze" – erstes deutsches Indikatorensystem für die hausärztliche Versorgung. In: Stock J, Szecsenyi J (Hrsg) Stichwort: Qualitätsindikatoren. KomPart, Bonn, S 97–118
7. Szecsenyi P, Broge B, Stock J (2009) QISA – Qualitätsindikatorensystem für die ambulante Versorgung. KomPart, Bonn
8. Walle M (2008) Integrierte psychiatrische Versorgung im Netz. http://www.aok-bv.de/imperia/md/content/aokbundesverband/dokumente/pdf/presse/folien_walle.pdf
9. Weinmann S, Becker T (2008) Qualitätsindikatoren für die Integrierte Versorgung im Bereich Schizophrenie. Handbuch (unveröffentlichtes Manuskript)

3 Routinedaten im Spannungsfeld von Ökonomie und „Public Health"

3.1 Routinedaten: gesundheitsökonomische Perspektive

H.-H. König, A. Konnopka

Einleitung

Die Gesundheitsökonomie als wissenschaftliches Fachgebiet befasst sich insbesondere mit der Frage, wie knappe Ressourcen in der Gesundheitsversorgung möglichst effizient verwendet werden können. Dabei können mindestens drei sich überlappende Teilgebiete der Gesundheitsökonomie unterschieden werden: die gesundheitsökonomische Evaluation, die ökonomische Analyse von Gesundheitssystemen und das Gesundheitsmanagement. Während sich die ökonomische Analyse von Gesundheitssystemen beispielsweise mit Versicherungstheorie und mikroökonomischer Verhaltensforschung befasst und das Gesundheitsmanagement insbesondere das wirtschaftliche Führen von Einrichtungen der Gesundheitsversorgung beinhaltet, geht es bei der gesundheitsökonomischen Evaluation um die ökonomische Bewertung von Gesundheitsleistungen, etwa in Form von Krankheitskostenstudien oder Kosteneffektivitätsanalysen. Im vorliegenden Beitrag wird darauf eingegangen, welche Bedeutung Routinedaten für die ökonomische Evaluation von Gesundheitsleistungen im Bereich der psychiatrischen Versorgung haben.

3.1.1 Gesundheitsökonomische Evaluation

Es gibt verschiedene Typen der gesundheitsökonomischen Evaluation [4]. Eine Gemeinsamkeit der verschiedenen Typen besteht darin, dass sie immer eine Messung der Kosten (Input) von Gesundheitsleistungen beinhalten. Sie unterscheiden sich jedoch z.B. darin, ob neben Kosten auch gesundheitliche Effekte (Output) berücksichtigt werden. Ein Beispiel für Evaluationen mit ausschließlicher Kostenmessung sind so genannte *Krankheitskostenstudien*. In Krankheitskostenstudien werden die gesamten Kosten einer oder mehrerer Krankheiten in einer Region ermittelt. Krankheitskostenstudien dienen dem Ziel, die ökonomische Bedeutung einzelner Krankheiten zu bestimmen, die z. B. im Rahmen von gesundheitspolitischen Entscheidungen wie der Verwendung von Forschungsgeldern oder der Planung von Gesundheitsleistungen auf verschiedenen Ebenen des Gesundheitssystems eine Rolle spielen kann. Auf der Grundlage von Krankheitskostenstudien kann jedoch noch keine Beurteilung der Wirtschaftlichkeit von Gesundheitsleistungen erfolgen. Dies ist erst möglich, wenn neben den Kosten auch die gesundheitlichen Effekte in die Analyse einbezogen werden, wie dies beispielsweise in *Kosteneffektivitätsanalysen* der Fall ist.

3.1.2 Methodische Ansätze der Kostenmessung in gesundheitsökonomischen Evaluationen

In der Gesundheitsökonomie wird zwischen direkten und indirekten Kosten unterschieden. Direkte Kosten entstehen durch die medizinische Versorgung einer Krankheit und werden in Deutschland größtenteils durch die Sozialversicherungen getragen. Indirekte Kosten entsprechen dem volkswirtschaftlichen Produktionsausfall, der durch eine Erkrankung hervorgerufen wird. Er wird meist als krankheitsbedingte Arbeitsunfähigkeit, Erwerbsunfähigkeit (Morbiditätskosten) und vorzeitiger Tod (Mortalitätskosten) erfasst, beinhaltet aber auch schwer zu messende Produktivitätsverluste durch verminderte Leistungsfähigkeit am Arbeitsplatz und negative Auswirkungen auf den beruflichen Aufstieg und das erzielte Einkommen. Zur Berechnung der indirekten Kosten werden die Arbeitsausfallzeiten meist mit durchschnittlichen Lohnkostensätzen multipliziert.

Die Definition, Messung und Bewertung von Krankheitskosten hängen stark von der Perspektive ab, aus der die Kostenmessung durchgeführt wird. So umfassen die Kosten aus der Sicht eines Kostenträgers lediglich dessen Ausgaben für die Vergütung von Leistungen, die im Zusammenhang mit einer Krankheit erbracht wurden. In der wissenschaftlichen Diskussion wird hingegen die gesellschaftliche Perspektive bevorzugt, bei der alle relevanten Kosten – insbesondere auch indirekte Kosten – berücksichtigt werden [6, 7].

Abhängig von der Fragestellung und dem Evaluationstyp kann die Kostenmessung nach einem prävalenzbasierten oder einem inzidenzbasierten Ansatz erfolgen (Tabelle 3.1). Prävalenzbasiert bedeutet, dass nur die Kosten von Erkrankungen berücksichtigt werden, die in einer bestimmten Periode (meistens ein Jahr) auftreten, unabhängig davon, wann die Krankheit erstmalig diagnostiziert worden ist. Im Gegensatz dazu werden bei einem inzidenzbasierten Ansatz alle gegenwärtigen und zukünftigen Kosten von Krankheitsfällen berücksichtigt, die in einer Periode erstmals diagnostiziert worden sind. Während die meisten Krankheitskostenstudien dem prävalenzbasierten Ansatz folgen, erfordern Kosteneffektivitätsanalysen ein Vorgehen, das dem inzidenzbasierten Ansatz ähnlich ist: In Kosteneffektivitätsanalysen werden die Kosten von Krankheitsfällen ab einem bestimmten Ereignis (z. B. dem Beginn einer Therapie) im Follow-up gemessen.

Tabelle 3.1. Vergleich von typischen methodischen Ansätzen der Kostenmessung in Krankheitskostenstudien und Kosteneffektivitätsanalysen

	Krankheitskostenstudien	Kosteneffektivitätsanalysen
Zielsetzung	Bestimmung der Krankheitskosten in Gesamtpopulation	Bestimmung der Kosten in Patientenpopulation
Beobachtungseinheit	Versorgungssektoren/ Einrichtungen einer Region	Patienten
Datenaggregation	Top-down-Ansatz: Desaggregation der Kostendaten von statistischen Ämtern oder Finanzierungsträgern	Bottom-up-Ansatz: Messung der Kosten des einzelnen Patienten
Zeitbezug	prävalenzbasiert: Messung der Kosten bestehender und neuer Krankheitsfälle in definiertem Zeitraum (z. B. ein Jahr)	inzidenzbasiert: Messung der Kosten von (neuen) Krankheitsfällen in Follow-up-Zeitraum

Zur Kostenmessung werden häufig hoch aggregierte Inanspruchnahme- oder Kostendaten z. B. von statistischen Ämtern oder Finanzierungsträgern verwendet, die den einzelnen Diagnosegruppen zugeordnet wurden (Top-Down-Ansatz). Wird der individuelle Ressourcenverbrauch einzelner Patienten erfasst (z. B. aus Befragungen zur Inanspruchnahme von Gesundheitsleistungen oder personenbezogenen Abrechnungsdaten von Versicherten), liegt ein Bottom-Up-Ansatz vor. Während Krankheitskostenstudien meist dem Top-Down-Ansatz folgen, erfordern Kosteneffektivitätsanalysen in der Regel die Messung des Ressourcenverbrauchs beim einzelnen Patienten, analog zum Bottom-up-Ansatz.

3.1.3 Welche Bedeutung haben Routinedaten für gesundheitsökonomische Evaluationen?

Routinedaten besitzen vor allem für Top-down-Krankheitskostenstudien einen erheblichen Stellenwert. Da Top-down-Krankheitskostenstudien in der Regel auf hochaggregierten Inanspruchnahme- oder Kostendaten beruhen, sind sie ohne ein Mindestmaß an Routinedaten, z. B. vom Statistischen Bundesamt, nicht durchführbar.

Problematisch ist die Verwendung von Routinedaten bei Kosteneffektivitätsanalysen, da diese in der Regel patientenbezogene Daten im Bottom-up-Format erfordern. Die Verwendung von Routinedaten in Kosteneffektivitätsanalysen wäre sehr wünschenswert, da sie die Durchführung entsprechender Studien erleichtern und deren Repräsentativität deutlich verbessern könnte. Für Kosteneffektivitätsanalysen nutzbare Datenbestände sind in Deutschland jedoch nur unvollständig vorhanden und zudem schwer zugänglich. Patientenbezogene Routinedaten zu zahlreichen Leistungsbereichen liegen zwar z. B. bei den Krankenkassen vor. Die Durchführung von

Kosteneffektivitätsanalysen auf Basis von Krankenkassendaten ist jedoch aus verschiedenen Gründen in der Regel nicht möglich. Zunächst muss beachtet werden, dass auch Krankenkassendaten nicht das vollständige Spektrum der Inanspruchnahme widerspiegeln. Darüber hinaus sind Krankenkassendaten im Gegensatz zu beispielsweise den meisten Statistiken des Statistischen Bundesamtes nicht frei erhältlich, sondern stellen gut geschützte Betriebsinformationen dar, die von den Krankenkassen nicht zuletzt aus Datenschutz- und Kostengründen meist nicht zur Verfügung gestellt werden können.

3.1.4 Welche Routinedaten zu Kosten stehen bereits zur Verfügung?

Die Versorgung psychischer Krankheiten umfasst eine Vielzahl von Leistungsbereichen, die sich weit über den medizinischen Bereich (z. B. stationäre und ambulante Behandlung) hinaus auf nahezu alle Lebensbereiche (z. B. Wohnen, Tagesstrukturierung, Betreuung) der betroffenen Patienten erstrecken. Die große Anzahl an unterschiedlichen Leistungserbringern bedingt eine Vielfalt an Kostenträgern, was wiederum eine Vielzahl von unterschiedlichen Abrechnungssystemen zur Folge hat und somit die Bestimmung der Kosten erschwert [9].

Für einige dieser Leistungsbereiche stehen in Deutschland aggregierte diagnosebezogene Leistungs- und Kostendaten als Routinedaten zur Verfügung. Beispiele hierfür sind der stationäre Bereich mit der Krankenhausdiagnosestatistik und dem Krankenhauskostennachweis des Statistischen Bundesamtes [13, 14] oder der Bereich der Rehabilitation mit der Rehastatistik des Verbandes deutscher Rentenversicherer [16, 17]. Entsprechende Daten für den ambulanten Bereich und insbesondere für die komplementäre Versorgung psychiatrischer Patienten liegen jedoch nicht oder nur unvollständig vor, was eine vollständige Kostenermittlung auf der Basis von Routinedaten erschwert. Ein Beispiel für Routinedaten aus dem ambulanten psychiatrischen Bereich liefert die deutsche Suchthilfestatistik des Instituts für Therapieforschung in München [8].

In den vergangen Jahren hat sich das Statistische Bundesamt intensiv bemüht, die Auswertungsmöglichkeiten von Routinedaten im Gesundheitswesen durch deren systematische Verknüpfung zu verbessern. Ein wichtiges Ergebnis dieser Bemühungen ist die Krankheitskostenrechnung, die erstmals im Jahre 2004 mit Daten aus dem Jahre 2002 präsentiert wurde und seither regelmäßig aktualisiert wird [12]. Dabei handelt es sich um eine prävalenzbasierte, nach dem Top-down-Ansatz durchgeführte Krankheitskostenstudie, in der die Krankheitskosten in Deutschland differenziert nach Diagnose, Geschlecht, Altersgruppe und Versorgungssektoren dargestellt sind. Abbildung 3.1 zeigt die Ergebnisse zu den direkten Kosten psychischer Krankheiten in Deutschland.

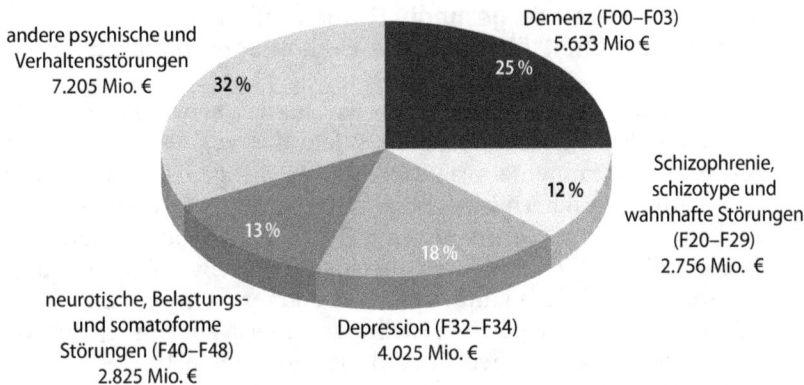

Abb. 3.1. Direkte Kosten psychischer Krankheiten nach ICD-10 (F00–F99) in Deutschland 2002 (eigene Darstellung, nach [12])

3.1.5 Welche Routinedaten zu Kosten fehlen?

Während mit der Bereitstellung der Krankheitskostenrechnung durch das Statistische Bundesamt in Deutschland ein großer Fortschritt auf dem Gebiet der prävalenzbasierten Krankheitskostenstudien erzielt wurde, ist die Datenlage für inzidenzbasierte, nach dem Bottom-up-Ansatz durchgeführte Kostenberechnungen weit weniger gut. Entsprechende Routinedaten müssten drei wesentliche Eigenschaften aufweisen, um beispielsweise für Kosteneffektivitätsanalysen nutzbar zu sein:

1. Sie müssten *patientenbezogen* sein, d.h. sie sollten die Berechnung der Kosten für die Behandlung des einzelnen Patienten ermöglichen.
2. Sie müssten *einrichtungsübergreifend* sein, d.h. sie sollten die Berechnung der Kosten über alle vom Patienten in Anspruch genommenen Leistungsbereiche hinweg ermöglichen.
3. Sie müssten *episodenübergreifend* sein, d.h. sie sollten eine langfristige Kostenberechnung über unterschiedliche Krankheitsepisoden und einen langen Follow-up-Zeitraum des Patienten hinweg ermöglichen.

Als Grundlage der Kostenberechnung sind verschiedene Routineindikatoren des Ressourcenverbrauchs denkbar. Hierzu gehören beispielsweise die Anzahl der Pflegetage für den stationären und teilstationären Bereich und die Anzahl der Kontakte mit ambulanten Leistungserbringern. Für differenziertere Kostenberechnungen wäre insbesondere im stationären Bereich eine Erfassung des Personalaufwands und/oder der erbrachten Leistungen nach einem geeigneten Klassifikationssystem erforderlich. Auch die Installation einer einheitlichen Kostenträgerrechnung durch die betrieblichen Rechnungswesen der Leistungserbringer, insbesondere der stationären Leistungserbringer, könnte nützliche Routinedaten für Kostenberechnungen liefern. Für die Berechnung von indirekten Kosten wäre eine zuverlässige Erfassung von Arbeitsausfallzeiten notwendig.

3.1.6 Welche Daten zu gesundheitlichen Effekten werden für gesundheitsökonomische Evaluationen benötigt?

Für die Beurteilung der Effekte von psychiatrischen Versorgungsleistungen gibt es eine Vielzahl von Kriterien. Viele der von Psychiatern traditionell eingesetzten Instrumente orientieren sich an der krankheitsspezifischen Symptomatik und liefern eine Beschreibung des Gesundheitszustands nach klinischen Kriterien [2]. In neuerer Zeit finden jedoch auch Instrumente zur Beschreibung der Patientenzufriedenheit (z. B. [10]) und der gesundheitsbezogenen Lebensqualität [11] eine stärkere Anwendung.

Während für klinische Fragestellungen meist eine möglichst detaillierte Erfassung der verschiedenen Effektdimensionen von Interesse ist, erfordern Kosteneffektivitätsanalysen eindimensionale Effektmaße, die man mit den Kosten der jeweiligen Versorgungsleistung in Relation setzen kann [6]. Zudem werden von Gesundheitsökonomen Effektmaße bevorzugt, die eine präferenzbasierte Gesamtbewertung der gesundheitlichen Auswirkungen wiedergeben. Zwar können bei vielen psychiatrisch-klinischen Effektmaßen Gesamtindices gebildet werden, die prinzipiell in Kosteneffektivitätsanalysen nutzbar wären. Jedoch sind psychiatrisch-klinische Effektmaße oftmals entweder krankheitsspezifisch oder basieren nicht auf einer präferenzbasierten Bewertung. Dies hätte zur Folge, dass die Ergebnisse entsprechender Kosteneffektivitätsanalysen nicht indikationsübergreifend vergleichbar und folglich für Entscheidungsträger nur schwer interpretierbar wären.

Zur präferenzbasierten Bewertung gesundheitlicher Effekte können direkte und indirekte Verfahren verwendet werden, die stets auf Befragungen beruhen [6]: Bei den direkten Verfahren werden die Probanden gebeten, die Bewertung ihres Gesundheitszustandes direkt auf dem 0-1-Kontinuum anzugeben; hierfür werden insbesondere das Standard-gamble-Verfahren (SG) und das Time-trade-off-Verfahren (TTO) empfohlen [1]. Diese direkten Verfahren sind jedoch mit erheblichem Aufwand verbunden und deshalb für den Routineeinsatz wenig geeignet.

Indirekte Verfahren verwenden Gesundheitsklassifikationssysteme in Form von Fragebögen. Meist handelt es sich dabei um kurze generische Lebensqualitätsfragebögen wie z. B. den EQ-5D [15] oder den SF-12 [5]. Den von den Befragten im Fragebogen angegebenen Gesundheitszuständen werden dann Bewertungen zugeordnet, die in Befragungen der Allgemeinbevölkerung vorab gemessen wurden (z. B. EQ-5D Index [3]). Die Datenerhebung mit den genannten Fragebögen erfordert wenig Zeitaufwand und wäre deshalb für einen Routineeinsatz denkbar und aus gesundheitsökonomischer Perspektive wünschenswert.

3.1.7 Praktische Folgerungen

Für viele gesundheitsökonomische Evaluationen – insbesondere Kosteneffektivitätsanalysen – sind patientenbezogene, einrichtungsübergreifende und episodenübergreifende Kostendaten erforderlich. Zu wünschenswerten Routineindikatoren des Ressourcenverbrauchs gehört neben Pflegetagen/Kontakten der nach einheitlichen Klassifikationssystemen erfasste Personalaufwand und/oder Leistungsaufwand. Zur gesundheitsökonomischen Effektmessung sollten neben zentralen Scores für Psychopathologie/Funktionsfähigkeit insbesondere präferenzbasierte Bewertungen der gesundheitsbezogenen Lebensqualität in der Routineversorgung erfasst werden. Die Verwendbarkeit von Routinedaten für gesundheitsökonomische Evaluationen sollte jedoch nicht überschätzt werden, da meist eine Vielzahl weiterer Einflussfaktoren unkontrolliert bleibt.

Literatur

1. Brazier J, Deverill M, Green C, Harper R, Booth A (1999) A review of the use of health status measures in economic evaluation. Health Technol Assess 3(9): i–iv, 1–164
2. Collegium Internationale Psychiatriae Scalarum (CIPS) (1996) Internationale Skalen für Psychiatrie. Beltz-Test GmbH, Göttingen
3. Dolan P (1997) Modeling valuations for EuroQol health states. Med Care 35: 1095–1108
4. Drummond MF, Sculpher MJ, Torrance GW et al (2005) Methods for the economic evaluation of health care programmes. University Press, Oxford
5. Gandek B, Ware JE, Aaronson NK et al (1998) Cross-validation of item selection and scoring for the SF-12 Health Survey in nine countries: results from the IQOLA Project. International Quality of Life Assessment. J Clin Epidemiol 51: 1171–1178
6. Gold MR, Siegel JE, Russel LB et al. (1996) Cost-effectiveness in health and medicine. Oxford University Press, New York
7. Graf von der Schulenburg JM, Greiner W, Jost F et al (2008) German recommendations on health economic evaluation: third and updated version of the Hanover Consensus. Value Health 11:539–544
8. Institut für Therapieforschung München (2008) Deutsche Suchthilfestatistik – Tabellenbände. http://www.suchthilfestatistik.de/ambulant.htm
9. König HH, Friemel S (2006) Gesundheitsökonomie psychischer Krankheiten. Bundesgesundheitsblatt 49:46–56
10. Mory C, Matschinger H, Roick C, Kilian R, Bernert S, Angermeyer MC (2001) Die deutsche Version der Verona Service Satisfaction Scale (VSSS-54). Ein Instrument zur Erfassung der Patientenzufriedenheit mit psychiatrischer Behandlung. Psychiatr Prax 28:91–96
11. Priebe S, Oliver JPJ, Kaiser W (1999) Quality of life and mental health care. Wrightson Biomedical, Petersfield
12. Statistisches Bundesamt (Hrsg) Gesundheit: Krankheitskosten 2002. Statistisches Bundesamt, Wiesbaden

13. Statistisches Bundesamt (2008) Tiefgegliederte Diagnosedaten der Krankenhauspatientinnen und -patienten (Datensatzstruktur) 2006. Statistisches Bundesamt, Wiesbaden
14. Statistisches Bundesamt (2008) Fachserie 12 Reihe 6.3, Kostennachweis der Krankenhäuser 2006. Statistisches Bundesamt, Wiesbaden
15. The EuroQol Group (1990) EuroQol – a new facility for the measurement of health-related quality of life. Health Policy 16:199-208
16. Verband deutscher Rentenversicherungsträger VDR (2007) Statistik der deutschen Rentenversicherung – Rehabilitation 2006, Bd. 164: Stationäre Leistungen zur medizinischen Rehabilitation und sonstige Leistungen zur Teilhabe für Erwachsene im Berichtsjahr 2006, Tabelle 16.00 Verteilung nach Altersgruppen sowie Durchschnittsalter und durchschnittliche Pflegetage nach 1. Diagnose (Diagnosegruppen). VDR, Berlin
17. Verband deutscher Rentenversicherungsträger VDR (2007) Statistik der deutschen Rentenversicherung – Rehabilitation 2006, Bd. 164: Tabelle 6.00A Aufwendungen und Erträge für Leistungen zur Teilhabe der Rentenversicherung. VDR, Berlin

3.2 Personenzentrierter Ansatz und Entgeltsystem

H. Kunze

Im folgenden Text geht es um die Relevanz von Daten aus der Ökonomie- und Public-health-Perspektive.

3.2.1 Maßnahmen- versus personenzentrierter Ansatz

Die BADO für den stationären/teilstationären Bereich, die BADO-Institutsambulanz und die BADO-K(komplementär) sind im Ansatz *maßnahme*bezogen segmentiert und haben bisher keinen *Personen*bezug – bis auf einen Teilbereich: Einige Kliniken führen die stationären und teilstationären Behandlungsepisoden („Fälle") personenbezogen zusammen zur Auswertung. Darüber hinaus fehlen die Voraussetzungen (auch die Software), um die drei BADO-Bereiche personenbezogen miteinander zu verknüpfen. Damit kann nicht dargestellt und analysiert werden, welche Leistungen *Personen gleichzeitig und welche sie nacheinander erhalten:* stationäre und ambulante Krankenhausleistungen sowie Leistungen des komplementären Systems. Eine Ausnahme stellt der oben genannte stationäre Teilbereich dar.

Dies entspricht der Grundstruktur, man könnte auch sagen: dem grundlegenden Webfehler unseres Systems der sozialen Sicherung, das nach Maßnahmearten gegliedert ist und darüber hinaus bisher (fast) keine Personenorientierung kennt.

Zum *Entgeltsystem* liegt ein Gesetzentwurf des Bundesministeriums für Gesundheit (BMG) vor. Nach dem Zeitplan soll der Entwurf Anfang Juli 2008 fertig gestellt, Mitte Juli im Kabinett verabschiedet, dann dem Bundestag und von dort dem Gesundheitsausschuss zugeleitet werden. Dieser lädt dann zu Anhörungen ein. Weitere Stationen sind Bundesrat und Bundestag.

Erwartet wird (a) eine Verbesserung der Finanzierung der Personalstellen nach Psych-PV auf der Grundlage der bestehenden Psych-PV in Verbindung mit einer Änderung in der Bundespflegesatzverordnung. Diese soll verknüpft werden mit (b) dem Einstieg in die Entwicklung eines pauschalierenden Entgeltsystems für psychiatrische und psychosomatische Krankenhausbehandlung. Das neue Entgeltsystem soll „eigenständig, pauschaliert, tagesbezogen, leistungsbezogen" sein. Das BMG will im KHG § 17 den Entwicklungsauftrag an die Selbstverwaltungspartner (Spitzenverband der Krankenkassen, DKG, in Verbindung mit dem InEK) verankern, um dieses Entgeltsystem in einem Prozess formal ähnlich der Einführung der DRG zu gestalten („lernendes System"). Der Leistungsbezug soll auch ausgehend von den Behandlungsbereichen der Psych-PV (Erwachsenenpsychiatrie A1–G6, KJPP: KJP 1–7) entwickelt werden. Bei diesen Behandlungsbereichen handelt es sich ja schon um Leistungskomplexe, für die Relativgewichte mit Tagesbezug gebildet werden können.

Für das Thema „Routinedaten in der Psychiatrie" ist wichtig: es ist zu erwarten, dass der Gesetzentwurf den Auftrag enthält zu prüfen, inwieweit auch im Krankenhaus ambulant zu erbringende Leistungen der psychiatrischen Institutsambulanzen einbezogen werden können, um die fachlich vorgeschlagene Flexibilisierung der Krankenhausbehandlung zu fördern. Dazu wäre eine wichtige Voraussetzung, die stationäre und die ambulante BADO (und die Behandlungsdokumentation) patientenbezogen miteinander zu verknüpfen. Damit würde erstmals für Krankenhausbehandlung die *sektorübergreifende Perspektive auf die gesetzgeberische Tagesordnung* kommen, durch entsprechende Finanzierungsregelungen eine wichtige Schnittstelle von vorneherein zu vermeiden, statt die weiter bestehende Schnittstelle mit zusätzlichem Schnittstellenmanagment zu überwinden (vgl. Diskussion um „integrierte Versorgung" nach § 140 SGB V). Es bleibt abzuwarten, wie der Gesetzentwurf ins Parlament eingebracht und wie er am Ende im Gesetzblatt stehen wird.

Traditionell organisierte Kliniken sind „maßnahmeorientiert" [4]. Sie sind gegliedert in bettenführende und nichtbettenführende Abteilungen: Stationen, Tageskliniken und die Institutsambulanz. Fachkrankenhäuser differenzieren den stationären Bereich in der Regel stärker als psychiatrische Abteilungen an Allgemeinkrankenhäusern. Alle Einheiten, Abteilungen, Stationen, Tageskliniken, Ambulanzen sind definiert: räumlich, als Verantwortungsbereich, mit je eigenen Konzepten, Besprechungen, Regeln und Gewohnheiten.

Dieses Differenzierungsprinzip setzt sich auch außerhalb der Klinik fort mit Rehabilitation, Fachärzten, Hausärzten, Psychotherapeuten, „komplementären" und Pflegeeinrichtungen – für alle gilt das Prinzip der Differenzierung in je verschiedene, aber in sich möglichst homogene Maßnahmen, die sich die Patienten suchen, welche gerade im Querschnitt einen Bedarf für die Behandlung entsprechend dem jeweiligen Maßnahmepaket haben.

Nach dem Konzept der Behandlungs- und Rehabilitationskette werden die Patienten von einem „maßnahmehomogenen Kästchen" zum anderen „verlegt", wenn die Veränderung des Behandlungs-/Betreuungsbedarfs dies erfordert. Dies führt aber zur Fragmentierung des Behandlungs- und Rehabilitationsprozesses.

Die Kliniken und alle anderen richten sich bisher nach dieser allgemeinen Struktur unseres Gesundheitswesens, das geprägt ist von Sektorgrenzen zwischen Maßnahmebereichen.

Diese allgemeine Struktur findet sich „ganz oben" bei den Zuständigkeiten der Ausschüsse des Bundestages und den Ministerien; nach ihr sind die Hilfen im Sozialgesetzbuch gegliedert. Die Krankenkassen sind intern entsprechend strukturiert. Die eine Abteilung ist für Krankenhausbehandlung zuständig, die andere für ambulante Behandlung, die dritte für diese und die vierte für jene Maßnahmeart. Dasselbe gilt für die Unterscheidung zwischen Behandlung, für die die Kassen zuständig sind, und Rehabilitation, für die primär die Rentenversicherung, aber subsidiär auch wieder die Kassen mit wieder anderen Abteilungen Kostenträger sind. Den Teilhabebereich „Eingliederungshilfe" regelt die Sozialhilfe, in vielen Ländern noch unterteilt in örtliche und überörtliche Zuständigkeit.

Entsprechend der Maßnahmeorientierung sind auch die Einrichtungen und Dienste der psychiatrischen Versorgung in der Regel nicht patientenorientiert gegliedert, und entsprechend maßnameorientiert ist die Datensituation in Bezug auf die Leistungen für Patienten einerseits und die Beschreibung des Versorgungssystems andererseits.

Das bedeutet, dass die personenbezogene Verantwortung nicht institutionalisiert ist für
- die *Wirkung* der Maßnahmen, die gleichzeitig und nacheinander für Personen/Personengruppen durchgeführt werden,
- die *Kosten* der Maßnahmen, die gleichzeitig und nacheinander für eine Person/Personengruppe durchgeführt werden und
- die *Effizienz* der Maßnahmen – ihr Kosten-Nutzen-Verhältnis für die einzelne Person/Personengruppe.

Das Konzept eines Systems von je verschiedenen, jedoch in sich homogenen Hilfepaketen (Stationen in traditionellen psychiatrischen Kliniken, Einrichtungseinheiten der Rehabilitationskette) in Verbindung mit der Strategie, Patienten von einer Einheit zur anderen weiter zu „verlegen", kann verstanden werden als ein Versuch der Reduktion der Komplexität: für das Personal, für die Institution und für die Kostenträger.

Vor allem die Patienten sind besonders von den oben beschriebenen schädigenden Effekten betroffen; sie müssen die Bürde tragen, die sich aus der Reduktion der Komplexität zu Gunsten von therapeutischem Personal, Administrationen und Kostenträgern ergibt. Dieses System behindert Behandlung, Rehabilitation und Eingliederung und führt deshalb zur „*strukturbedingten Verschwendung therapeutischer Ressourcen*" [3].

Nur bei der Unfallversicherung sind Behandlung, Rehabilitation und Pflege unter einer patientenbezogenen Verantwortung zusammengefasst, sodass die Behandlung, die Bedarf an Rehabilitation und Pflege mindert, sowie die Rehabilitation, die Behandlungsbedarf und Pflege mindert, auch ökonomisch sinnvoll werden, statt in jedem Maßnahmebereich zu sparen, koste es anderswo, was es wolle. So wird z. B. an ambulanter Behandlung (ambulante psychiatrische Krankenpflege, Soziotherapie, etc.) gespart, ohne Rücksicht auf den personenbezogen dadurch steigenden Bedarf für stationäre Behandlung; an Behandlung wird gespart, ohne Rücksicht auf den dadurch personenbezogen steigenden Bedarf an Rehabilitation und Pflege. Auch andere soziale Folgeprobleme in den Bereichen Wohnen, Arbeit, Straftaten, die zu Gefängnis oder Maßregelvollzug führen, sind volkswirtschaftlich zu berücksichtigen.

Wer hat ein Interesse an solchen Hypothesen und gibt wissenschaftliche Untersuchungen in Auftrag? Und wo ist dafür eine handlungsfähige Zuständigkeit institutionalisiert? Diese personenbezogene ökonomische Perspektive wurde im AOLG-Konzept der Länder (November 2007) berücksichtigt, das den Vorschlag der sektorübergreifenden Einbeziehung der Institutsambulanz in die Krankenhausfinanzierung in das Gesetzgebungsverfahren eingebracht hat.

Ein gewisses Problembewusstsein in der Politik und bei den Leistungsträgern ist inzwischen entstanden. Christiane Roick berichtet in diesem Buch (S. 77–86) über ein Projekt des AOK-Bundesverbandes. Dies ist ein Indikator für das keimende Problembewusstsein. Dr. Hess, der Vorsitzende des Gemeinsamen Bundesausschusses, hat kürzlich beklagt, dass er keine Zuständigkeit für sektorübergreifende Bewertungen habe. Es wäre hochinteressant, wenn es die Möglichkeit gäbe, dem IQWiG (Institut für Qualität und Wirtschaftlichkeit im Gesundheitswesen) den Prüfauftrag zu geben, wie unterschiedlich die Wirksamkeit und die Kosten (Effizienz) der maßnahmebezogenen oder patientenbezogenen Behandlungsprozesse im Vergleich aussehen.

Zum personenzentrierten Ansatz gehört auch immer der Lebensfeldbezug entsprechend dem ICF-Konzept der Krankheitsfolgen: Aktivitäten der Personen, Teilhabe/Partizipation in Lebensbereichen. Die Frage ist, wie dieser Aspekt mit Daten erfasst werden kann über die BADO-K hinaus, die von den Institutionen des so genannten Komplementärbereichs ausgeht.

Wie kann Versorgung für Menschen durch *nichtpsychiatrische Hilfesysteme* – ggf. in Zusammenarbeit mit dem psychiatrischen Hilfesystem – adäquat beschrieben werden? Diese Daten sind relevant für die Fragestellung, wie die Versorgungsprozesse von Menschen mit psychischen Erkrankungen durch die verschiedenen Hilfesysteme verlaufen, denn bisher werden nur Häufigkeiten verschiedener Maßnahmen verglichen. Der Personenbezug wäre aber für die volkswirtschaftliche Beurteilung der Effizienz unseres Gesundheits- und Sozialsystems von größter Bedeutung.

Eine methodische Ideallösung wäre das dänische nationale Fallregister, das alle psychiatrischen Hilfen personenbezogen kumuliert und auswertbar macht. Da man aber von dem dänischen Urvertrauen in große Datensammlungen in Deutschland nicht ausgehen kann, wir dies vielleicht auch nicht wollen, ist zu überlegen, wie man den Datenschutz für die diskutierten Fragestellungen realisiert.

In den vorliegenden Beiträgen in diesem Buch ist dies angesprochen worden bis hin zu dem warnenden Schreckgespenst der Orwellschen Verhältnisse.

3.2.2 Praktische Folgerungen

Im Rahmen der Einführung des personenzentrierten Ansatzes in verschiedenen Regionen in Deutschland spielt die Hilfeplankonferenz eine zentrale Rolle, in der die Hilfepläne nach dem Konzept des IBRP beraten und verabschiedet werden. So kommt ein personenbezogener, die Einrichtungs- und Leistungsträger übergreifender Hilfeplan und ein integrierter Hilfeablauf zu Stande. Die Erfahrung hat gezeigt, dass auf der örtlichen und überschaubaren Ebene die Sinnhaftigkeit für die betroffenen Menschen einsichtig gemacht werden kann, und aus dieser Erfahrung das Vertrauen in die adäquate Handhabung und die Vermeidung von Missbrauch der Daten wachsen kann. Die Frage ist, wie man dies auf Ebenen transportieren kann, die nicht mehr von persönlicher Erfahrung der Betroffenen erreicht werden.

Für die kritisch-rationale Begleitung der Weiterentwicklung des Gesundheitssystems und die Auseinandersetzung mit den Leistungsträgern und der Politik benötigen wir personenbezogen organisierte, leistungserbringer- und leistungsträgerübergreifende Daten.

Literatur

1. Aktion pyschisch Kranke, Schmidt-Zadel R, Kunze H (Hrsg) (2002) Personenzentrierte Krankenhausbehandlung im Gemeindepsychiatrischen Verbund. Psychiatrie-Verlag, Bonn
2. Cording C (2003) Plädoyer für ein neues Paradigma psychiatrischer Qualitätssicherung. Psychiatr Prax 30:225–229
3. Empfehlungen der Expertenkommission der Bundesregierung zur Reform der Versorgung im psychiatrischen und psychotherapeutisch/psychosomatischen Bereich (Bericht „Expertenkommission" 1988) Hrsg.: Bundesminister für Jugend, Familie, Frauen und Gesundheit, Bonn
4. Kunze H (2001) De-Institutionalisierung im Kopf – Vom Anstaltsparadigma über die Rehabilitationskette zu personenzentrierten Hilfen. Krankenhauspsychiatrie 12:48–55
5. Kunze H (2007) Personenbezogene Behandlung in psychiatrischen Kliniken und darüber hinaus – Gute Praxis und Ökonomie verbinden. Psychiatr Prax 34: 150–153
6. Kunze H (2009) Der Weg von der Psychiatrieenquête (1975) bis zu neuen Versorgungsformen. In: Weatherly JN, Lägel R, Höpfner H (Hrsg) Neue Versorgungsformen in der Psychiatrie. Medizinisch Wissenschaftliche Verlagsgesellschaft, Berlin
7. Kunze H, Franz M (2009) Integrierte störungsspezifische Konzepte im klinischen Bereich und darüber hinaus – auch ohne „Integrierte Versorgung" nach § 140 SGB V möglich. In: Weatherly JN, Lägel R, Höpfner H (Hrsg) Neue Ver-

sorgungsformen in der Psychiatrie. Medizinisch Wissenschaftliche Verlagsgesellschaft, Berlin
8. Kunze H, Priebe S (2006) Integrierte Versorgung – Perspektiven für die Psychiatrie und Psychotherapie. Psychiatr Prax 33:53–55
9. Kunze H, Schmidt-Michel PO (2007) Zur Erosion der Psych-PV und zukünftigen Finanzierung der Kliniken für Psychiatrie und Psychotherapie. Nervenarzt 78:1460–1464
10. Schmidt-Michel PO, Kuhn F, Bergmann F (2008) Debatte: Pro & Kontra: Die Integrierte Versorgung per Gesetz ist für die Psychiatrie gescheitert. Psychiatr Prax 35:57–59

3.3 Routinedaten: gesundheitspolitische Perspektive

H. HAUSNER

Einleitung

„Gesundheitspolitik umfasst die Formulierung von Gesundheitszielen, die politische Auseinandersetzung um diese, die Wahl der geeigneten Instrumente und Maßnahmen sowie deren Anwendung und Überprüfung." Mit dieser Definition wird im Fachgebiet „Public Health" üblicherweise das Handlungsfeld der Gesundheitspolitik umschrieben [8]. In der Psychiatriepolitik geht es daher um eine an strategischen Gesundheitszielen ausgerichtete Steuerung des stark zergliederten psychiatrischen Versorgungssystems. Eine derart komplexe Aufgabe kann nur gelingen, wenn die weitere Gültigkeit der definierten Ziele sowie der jeweilige Stand der Zielerreichung und das Auftreten unerwarteter Einflussgrößen laufend evaluiert werden und kontinuierlich Eingang in die strategische Planung finden [2]. Somit sind psychiatriepolitische Entscheider auf einen Zufluss von Versorgungsdaten angewiesen, um auf dieser Grundlage Ziele zu generieren und überwachen zu können. Aus dieser politischen Notwendigkeit heraus wurde die öffentliche Verwaltung schon früh mit der Aufgabe einer Gesundheitsberichterstattung betraut. In Deutschland zählte die Gesundheitsberichterstattung bereits gegen Ende des 19. Jahrhunderts zu den Pflichtaufgaben des Kaiserlichen Gesundheitsamtes [5]. Auf internationaler Ebene war es die WHO, die in ihrem Ende der 70er Jahre vorgelegten Programm „Gesundheit für alle im Jahr 2000" ihre Mitgliedstaaten zur Errichtung von Gesundheitsinformationssystemen anhielt [6]. Auch die Europäische Union hat in ihrem Vertragswerk mit der Kommissionszuständigkeit für die Bereiche Gesundheit und Verbraucherschutz eine Rechtsgrundlage für die Europäische Gesundheitsberichterstattung geschaffen. Somit konkurrieren im Bereich der Gesundheitspolitik verschiedene Berichtsysteme und verschiedene Zuständigkeiten für die Gesundheitsberichterstattung miteinander und führen im Ergebnis zu einer schwer überschaubaren und wenig abgestimmten Datenlandschaft [7]. Vor diesem vielfältigen Hintergrund ist die Routinedatenerhebung im psychiatrischen Versorgungssystem einzuordnen.

3.3.1 Wo findet Psychiatriepolitik statt?

Psychiatriepolitik als spezieller Teilbereich der Gesundheitspolitik beschränkt sich nicht auf eine einzelne Politik- oder Verwaltungsebene, sondern wird von unterschiedlichen politischen Institutionen auf regionaler, staatlicher, nationaler und internationaler Ebene gestaltet. Die Vielzahl der Akteure führt aber auch dazu, dass nicht alle psychiatriepolitischen Strategien über die Entscheidungsebenen hinweg vernetzt und abgestimmt sind, sondern häufig auf potenziell realisierbare Synergieeffekte verzichtet wird.

Die wichtigsten psychiatriepolitisch gestaltenden Kräfte sind auf internationaler Ebene die WHO und die Weltbank. Mit dem World Health Report 2001 „Mental health: new understanding, new hope", legten beide Organisationen das wohl bedeutendste strategische Konzept zur Verbesserung der weltweiten psychiatrischen Versorgungssysteme vor. Explizit wird in diesem Dokument die Etablierung eines fortlaufend aktualisierten und zuverlässigen Berichtsystems zur Abbildung der Versorgungswirklichkeit im Bereich der Psychiatrie gefordert [6]. Auf internationaler Ebene wurde also die Notwendigkeit valider Datenerfassungssysteme zur Abbildung der psychiatrischen Versorgungswirklichkeit anerkannt.

Die Europäische Union hat das Thema Psychiatriepolitik erst vor wenigen Jahren ernsthaft auf ihre Agenda genommen. Mit dem Greenpaper „Die psychische Gesundheit der Bevölkerung verbessern – Entwicklung einer Strategie für die Förderung der psychischen Gesundheit in der Europäischen Union" hat die EU jedoch einen Konsultations- und Abstimmungsprozess ihrer Mitgliedstaaten im Bereich der Psychiatriepolitik eingeleitet. Dabei wurde die ausdrückliche Feststellung getroffen, dass „die bestehenden Systeme der Gesundheitsüberwachung den Bereich der psychischen Gesundheit nur unzureichend abdecken." Es wurde auf die Notwendigkeit zusätzlicher Datenerhebungen hingewiesen und die Einrichtung einer Schnittstelle zwischen Politik und Forschung angeregt. Die Aufgabe einer solchen Schnittstelle sollte darin bestehen, die politischen Entscheider hinsichtlich einschlägiger Indikatoren für psychische Gesundheit in der EU, der Überwachung der psychischen Gesundheit und der Prioritäten für die Forschung auf EU-Ebene zu beraten [7].

Auf Bundesebene liegt die fachliche Zuständigkeit für die Psychiatriepolitik beim Ausschuss für Gesundheit des Deutschen Bundestages und auf administrativer Ebene beim Bundesministerium für Gesundheit, das ein eigenes Fachreferat für Psychiatrie unterhält. Leider ist festzustellen, dass – mit Ausnahme einiger Einzelfragen der forensischen Psychiatrie und des Maßregelvollzugs – die Psychiatriepolitik außerhalb der unmittelbar damit befassten Fachkreise keine bundespolitische Aufmerksamkeit erfährt. Der letzte maßgebliche Beitrag der Bundespolitik zur strategischen Gestaltung der psychiatrischen Versorgungslandschaft in Deutschland liegt mittlerweile über 30 Jahre zurück: Mit dem „Bericht über die Lage der Psychiatrie in der Bundesrepublik Deutschland" von 1975, der so genannten Psychiatrieenquête, wurde ein nachhaltiger Reformprozess angestoßen, der im Ergebnis zu unserer heutigen psychiatrischen Versorgungslandschaft geführt hat.

Eindringlich wird in der Psychiatrieenquête allerdings auf den erheblichen Mangel von Planungsdaten hingewiesen:

„Die bisherige Arbeit der Sachverständigenkommission hat mit großer Deutlichkeit gezeigt, dass die für eine Analyse der Versorgungssituation und für die Planung unerlässlichen Grunddaten zum überwiegenden Teil nicht greifbar sind. Der Sachverhalt, dass es offensichtlich nirgendwo in der Bundesrepublik eine Stelle gibt, die mit ausreichenden Informationen versehen, nur überhaupt fähig wäre, einigermaßen zu übersehen, was in diesem Lande auf dem weit verzweigten Gebiet der Versorgung psychisch Kranker und Behinderter geschieht oder nicht geschieht, was vorhanden ist oder fehlt, wird von der Sachverständigenkommission als grober Missstand angesehen. Es ist bekannt, dass Stichtagserhebungen jeweils nur einen Querschnittsüberblick geben, welcher in Anbetracht der sich ständig ändernden Verhältnisse meist schon bei der Auswertung veraltet ist" [1].

Aus diesen Ausführungen ist ersichtlich, dass bereits im Rahmen der Psychiatrieenquête die Notwendigkeit der Erhebung von Routinedaten über Stichtagerhebungen hinaus, gesehen wurde.

Die maßgebliche politische Ebene zur Entwicklung psychiatriepolitischer Strategien bilden in der Bundesrepublik Deutschland die Bundesländer. Fachlich wird dieses Politikfeld von den Gesundheits- und Sozialausschüssen der Landtage sowie den Psychiatriereferaten der Gesundheits- bzw. Sozialministerien der Länder bearbeitet. Große Bedeutung kommt in diesem Zusammenhang der Länderzusammenarbeit im Rahmen der Gesundheitsministerkonferenz (GMK) zu. Die Arbeitsgemeinschaft der obersten Landesgesundheitsbehörden der GMK, hat eine eigene Arbeitsgruppe Psychiatrie konstituiert, welche eine wesentliche Plattform zur Entwicklung psychiatriepolitischer Strategien und zur Vorbereitung entsprechender Entscheidungsprozesse darstellt. Auch in diesem Gremium wurde der Bedarf für eine kontinuierliche Datenerhebung zur Sicherung faktenbasierter Entscheidungsprozesse erkannt. Daher hat die 80. Gesundheitsministerkonferenz der Länder am 5.6.2007 beschlossen, den Bericht der Arbeitsgruppe Psychiatrie der Arbeitsgemeinschaft der obersten Landesgesundheitsbehörden „Psychiatrie in Deutschland – Strukturen, Leistungen, Perspektiven", welcher die psychiatrische Versorgungssituation in Deutschland abzubilden versucht, zukünftig regelmäßig fortschreiben zu lassen. Auch in diesem Bereich ist also ein Bemühen um eine kontinuierliche Verbesserung der bestehenden Datenbasis erkennbar [3].

3.3.2 Routinedatenerhebung außerhalb staatlicher Strukturen

Es stellt sich die Frage, ob ergänzend zu den vielfältigen Aktivitäten staatlicher und supranationaler Gesundheitsberichterstattung eine wissenschaftlich intendierte Routinedatenerhebung psychiatriepolitische Vorteile für Betroffene, Angehörige und Leistungserbringer generieren kann. Um diese Frage zu klären, sind zunächst die Besonderheiten administrativer Datenerhebungsprozesse in den Blick zu nehmen. Derartige Gesundheitsdatenerhebungen erfolgen in der Regel nur nach einem spezifischen politischen Auftrag und werden zumeist in Form von Stichtagerhebungen erfasst, die über die Dienstwege der Verwaltung und unter Fristsetzung von nachgeordneten Dienststellen laufen. Dieser Verwaltungsvorgang wird in der Regel durchgeführt ohne strenge methodische Festlegungen im wissenschaftlichen Sinne. Das so gesammelte Datenmaterial weist daher eine sehr heterogene Struktur auf und ist je nach Herkunft unterschiedlich valide. Die Auswertung erfolgt zumeist in absoluten Zahlen, Prozentsätzen und prozentualen Änderungen. Multivariate Analysen sind kaum anzutreffen. Daher würde eine wissenschaftlich begleitete Routinedatenerhebung hinsichtlich Datenqualität und statistischer Auswertbarkeit eine wertvolle Ergänzung darstellen. Vorteile sind auch darin zu sehen, dass sich die Datenerhebung neben institutionellen Kenngrößen (Einrichtungen, Betten, Plätze, Träger, Verbände, Förderung) auch auf Qualitäts-, Verlaufs- oder Outcomedaten erstrecken könnte. Aufgrund des kontinuierlichen Anfalls von Routinedaten wäre eine zeitnähere Informationsgewinnung möglich als dies durch administrative Sondererhebungen geleistet werden kann. Neben einer Auswertung auf wissenschaftlich akzeptiertem Niveau könnten insbesondere die untersuchten Fragestellungen, die Auswertungszeitpunkte und die angewandten Methoden durch die wissenschaftlich aktive Fachöffentlichkeit unabhängig von tagesaktuellen politischen Vorgaben bestimmt werden. Dadurch wäre eine deutliche Verlagerung der Interpretationshoheit über Zustand, Defizite und Chancen des Versorgungssystems von der Verwaltungsebene hin zur psychiatrischen Fachöffentlichkeit erreichbar.

3.3.3 Praktische Folgerungen

Aus der psychiatriepolitischen Perspektive stellt eine kontinuierliche, wissenschaftlich begleitete Routinedatenerhebung eine Chance zur Verbesserung der strategischen Psychiatrieplanung dar. Dem zusätzlichen Aufwand auf Seiten der Leistungserbringer stehen erweiterte Argumentations- und damit auch Einflussmöglichkeiten gegenüber. Die Etablierung eines politisch unabhängigen Instituts für Versorgungsevaluation in der Psychiatrie könnte helfen, die notwendige wissenschaftlich valide Auswertung von Versorgungsdaten zu gewährleisten.

Literatur

1. Deutscher Bundestag (1975) Bericht über die Lage der Psychiatrie in der Bundesrepublik Deutschland. Bundestagsdrucksache 7/4200, Bonn
2. Boston Consulting Group (2006) Klausewitz – Strategie Denken, 5. Aufl. DTV, München
3. Fritze J, Gaebel W (2008) Psychiatrie in Deutschland. Strukturen, Leistungen, Perspektiven. Psychoneuro 34:100–102

4. Kommission der Europäischen Gemeinschaften (2005) Grünbuch: Die psychische Gesundheit der Bevölkerung verbessern – Entwicklung einer Strategie für die Förderung der psychischen Gesundheit in der Europäischen Union. http://ec.europa.eu/health/phdeterminants/lifestyle/mental/greenpaper/mentalgpde.pdf
5. Riemann A (2000) Die historische Entwicklung der Gesundheitsberichterstattung in Deutschland. Bundesgesundheitsblatt 43:594–599
6. Schäfer T (2003) Gesundheitsberichterstattung und ihre Indikatorensysteme. In: Schwarz F, Badura B, Busse R et al (Hrsg) Public Health, Gesundheit und Gesundheitswesen, 2. Aufl. Urban & Fischer, München, Jena, S 47–60
7. Schneider M (2000) Internationale und supranationale Gesundheitsberichterstattung. In: Statistisches Bundesamt (Hrsg) Konkurrierende Berichte zum Gesundheitsbericht für Deutschland. Statistisches Bundesamt, Wiesbaden
8. Schwarz F, Kickbusch I, Wiefnarr M (2003) Ziele und Strategien der Gesundheitspolitik. In: Schwarz F, Badura B, Busse R et al. (Hrsg) Public Health. Gesundheit und Gesundheitswesen, 2. Aufl. Urban & Fischer, München, Jena, S 229–242
9. WHO (2001) The World Health Report 2001. Mental health: new understanding, new hope, Genf

Die Verwendung von Routinedaten in der Qualitätssicherung in Psychiatrie und Psychotherapie
Zusammenfassung und Ausblick

T. Becker, H. Spiessl, J. Zielasek, W. Gaebel

Die Kapitel dieses Buches nähern sich dem Thema Routinedaten in der Psychiatrie und Psychotherapie aus unterschiedlichen Perspektiven. Die Beiträge des ersten Abschnitts diskutieren den Einsatz von Routinedaten aus verschiedenen klinischen Blickwinkeln. Der zweite Abschnitt gilt der sektorübergreifenden Qualitätssicherung und der Frage, inwiefern Routinedaten in diesem Zusammenhang hilfreich sein können. Der dritte Abschnitt untersucht die Verwendung von Routinedaten im Public-health-Bereich und befasst sich mit ökonomischen Fragestellungen. Der personenzentrierte Ansatz in der Versorgungsplanung, gesundheitsökonomische und gesundheitspolitische Perspektiven werden dargestellt.

Der Beitrag von H. Spiessl nimmt seinen Ausgang von der DGPPN-BADO und stellt ihre Eignung dar, Prozess- und Ergebnisqualität in der psychiatrisch-stationären Versorgung abzubilden. Die Arbeitsgruppe um Spießl und Cording legt auf der Grundlage aggregierter BADO-Daten Beiträge zu den Themen Suizidalität, Aggression und „high utilizer" in der stationären Psychiatrie vor. Es werden wichtige Beiträge genannt, die eine Basisdokumentation in der Arztbrieferstellung, bei klinikinternen Berichten und der Überprüfung von Leitlinienkonformität und Krankenhausvergleichen (Benchmarking) leisten kann. Schwächen und Grenzen der BADO werden nicht ausgespart, die erfolgreiche Integration der Basisdokumentation in Klinikinformationssysteme stellt nach wie vor eine Ausnahme dar. Es werden Schwerpunkte für eine Revision der DGPPN-BADO benannt, die ihre Straffung, genauere Spezifikationen zum Behandlungsprozess, Erweiterung der Outcomeevaluation und bessere Operationalisierung des sozialen Outcome umfassen. Auch wird ein möglicher modularer Aufbau der Basisdokumentation diskutiert. Dieser würde die Vertiefung der Beschreibung von klinischen Abteilungen, der Berichterstattung über die Behandlung einzelner Diagnosegruppen oder auch therapiebezogene Auswertungen erlauben. Schließlich wird die BADO in die Perspektive eines sektorübergreifenden Datensets gestellt, und eine solche Neukonzeption wird an Kriterien wie Zugänglichkeit, Rechtzeitigkeit, Angemessenheit, Kontinuität, Wirksamkeit, Sicherheit, Patientenorientierung und Wirtschaftlichkeit der Versorgung ausgerichtet.

H. J. SALIZE, A. SPENGLER und H. DRESSING berichten in ihrem Beitrag über länderspezifische Raten und Quoten von Unterbringungen und unterbringungsähnlichen Maßnahmen (in Pflegeheimen und der Allgemeinpsychiatrie) in den Jahren zwischen 1993 und 2003. Auf der Grundlage der Daten der Amtsgerichtstatistiken kommen sie zu dem Ergebnis, dass es keine Anzeichen eines allgemeinen Anstiegs unfreiwilliger Unterbringungen über die Zeit gibt, wenn die Daten vor dem Hintergrund der Entwicklung stationär-psychiatrischer Aufnahmen insgesamt betrachtet werden. Die Autoren mahnen eine detaillierte Routineberichterstattung für diesen Bereich an.

F. M. BÖCKER diskutiert die Nutzung von Routinedaten aus der Perspektive von Abteilungen für Psychiatrie und Psychotherapie an Allgemeinkrankenhäusern. Er schildert die Bemühungen des Arbeitskreises der Chefärzte psychiatrischer Abteilungen an Allgemeinkrankenhäusern in Deutschland (ACKPA) um das Thema Basisdokumentation, diskutiert die verfügbaren Struktur- und Leistungsdaten, nimmt zu den Stichtagserhebungen in der stationären Psychiatrie Stellung und beschreibt in psychiatrischen Abteilungen lokal oder regional erarbeitete Lösungen der Basisdokumentation. Er weist auf die Schwäche hin, dass nur sehr wenige Abteilungen die Möglichkeit haben, ihre Routinedaten personenbezogen auszuwerten. So bleiben die Möglichkeiten einer kritischen Durchleuchtung der patientenbezogenen diagnostischen und therapeutischen Prozesse begrenzt. Er fordert einen „Minimaldatensatz", der in psychiatrisch-stationären Einrichtungen in die gängigen Krankenhausinformationssysteme integriert wird.

M. LINDEN und B. GEISELMANN berichten über Routinedaten in der psychosomatischen Rehabilitation. Sie erläutern, dass durch die Rentenversicherungsträger erheblich mehr Daten erfasst werden als im Bereich der Krankenversicherung. Diese werden für die interne und externe Qualitätssicherung verwendet. Trägerseitig werden eine Reihe von Daten erhoben, so z. B. im Rahmen von Patientennachbefragungen, Beschwerdemanagement, Klassifikation therapeutischer Leistungen (KTL), „peer-review" der Rehaentlassungsberichte, Laufzeit der Rehaentlassungsberichte, Belegung, Verweildauer, Anteil arbeitsfähig entlassener Patienten, Katamnesedaten zur Erwerbsgeschichte nach Rehabilitation und Visitationsergebnisse. Es wird darauf hingewiesen, dass die Daten sogar therapeutenbezogen ausgewertet werden können und sich für Klinikvergleiche eignen. Grundsätzlich ist aber kritisch zu hinterfragen, welche Bedeutung diese Daten für die Qualitätssicherung haben und welche Konsequenzen daraus gezogen werden müssten.

A. SPENGLER schildert umfangreiche Erfahrungen mit der Basisdokumentation in psychiatrischen Institutsambulanzen (PIA). Deutlich wird, dass es über lange Zeit umfangreiche Pionierarbeit in verschiedenen Ambulanzen gegeben hat. Empfehlungen zur ambulanten Basisdokumentation reichen bis Anfang der 1990er Jahre zurück. Schon damals gab es die Konzeption personenbezogener Datensätze, welche verschiedene Aspekte der ambulanten Behandlung in Institutsambulanzen abbilden. Spengler fordert die Ausweitung der tradierten BADO zu einem schlanken Informations- und Dokumentationssystem ambulanter Krankenhausleistungen. Ein solches System muss neben Basisdaten, Verlaufs- und Leistungsdaten eine Beschreibung der Arbeitsabläufe in der ambulanten Versorgung umfassen und funktionierende Schnittstellen zu Abrechnungsabläufen und Buchhaltung aufweisen. So verstanden wird Basisdokumentation zu einem wesentlichen Bestandteil des Qualitätsmanagements in der PIA. Für die Weiterentwicklung einer ambulanten BADO stellt Spengler den Vorrang des internen Anwendernutzens, einen modularen Aufbau, die offene Architektur der Basisdokumentation, funktionierende Verknüpfungen, aussagekräftige knappe Indikatorensätze, klare Verantwortlichkeiten sowie die Einbindung in das Qualitätsmanagement ins Zentrum. Er fordert Klarheit hinsichtlich der verschiedenen Ziele, die mit Routinedaten in der PIA verfolgt werden können. Er sieht Möglichkeiten, ambulante Basisdokumentation auch für Modelle der Zukunft wie das regionale Budget oder eine individualisierte, sich vom Setting lösende Krankenhausbehandlung zu nutzen.

M. SCHÜTZWOHL und T. W. KALLERT diskutieren die Verwendung von Routinedaten in der komplementären psychiatrisch-psychosozialen Versorgung. Sie greifen im Wesentlichen auf die Entwicklung einer komplementären Basisdokumentation, der so genannten BADO-K im Freistaat Sachsen zurück. Dieses Instrument wurde im Freistaat Sachsen in nahezu allen psychiatrisch-komplementären Versorgungseinrichtungen implementiert. Das Dokumentationssystem erlaubt die Dokumentation der Arbeit in komplementären Diensten im Sinne aggregierter einrichtungsbezogener Daten, jedoch können die Daten der BADO-K auch personenbezogen zusammengeführt werden. Publikationen untersuchten die Auswirkungen struktureller Faktoren auf die Inanspruchnahme sozialpsychiatrischer Dienste sowie den Einsatz der BADO-K in betreuten Wohnformen in Sachsen. Dargestellt werden die Möglichkeiten der BADO-K für die Psychiatrieberichterstattung. Die Autoren weisen auf die Bedeutung einer klaren gesundheitspolitischen und gesetzlichen Verankerung der Basisdokumentation hin, der Einbeziehung des Datenschutzes komme hohe Priorität zu, schließlich sei gute Basisdokumentation ohne personelle Ressourcen nicht möglich. Die Gewinnung der Mitarbeiter für die Belange der Basisdokumentation ist bedeutsam, wenn solche Routinedokumentationssysteme Erfolg haben sollen.

F. BERGMANN schildert in seinem Beitrag die Sammlung und Verwendung von Routinedaten in der kassenärztlichen Praxis. Er weist auf Schwächen der Dokumentationssysteme in der vertragsärztlichen Praxis hin, schildert Gutachten der jüngeren Zeit, welche die vertragsärztliche neurologische und psychiatrische Versorgung beschreiben. Es fehlen Verlaufsdaten zu neurologischen und psychischen Erkrankungen in der nervenärztlichen Behandlung. Bergmann weist darauf hin, dass Dokumentation zeit- und kostenintensiv ist. Er fordert Verlaufs- und Qualitätsindikatoren, die in der Routineversorgung einfach und problemlos erfasst werden können.

B. JANSSEN macht im Beitrag „Routinedaten und Qualitätssicherung" deutlich, dass Routinedaten zur Problemerkennung in der psychiatrisch-psychotherapeutischen Versorgung genutzt werden können. Die Betrachtung und Nutzung von Routinedaten setzt aber Qualitätsindikatoren voraus, an denen die Versorgungsrealität gemessen werden kann. Routinedaten reichen als Qualitätsindikatoren nicht aus, diese müssen aus evidenzbasierten Standards psychiatrisch-psychotherapeutischer Versorgung abgeleitet werden.

F. GODEMANN und I. HAUTH machen in ihrem Beitrag deutlich, dass in ein Krankenhausinformationssystem (KIS) integrierte Behandlungspfade (für die großen Diagnosegruppen) relevante Informationen über den Behandlungsalltag geben, Normen klinisch adäquater Versorgung definieren und Ist-Soll-Unterschiede festhalten können. Der Beitrag macht deutlich, dass die Entwicklung von Behandlungsdaten aufwändig ist, dass Ökonomie und Leitlinienorientierung unterschiedliche und potenziell konflikträchtige Forderungen an Behandlungspfade darstellen. Behandlungspfade sollten konzeptuell nicht Behandlerfreiheit einschränken, sie treffen jedoch aus dieser Befürchtung auf Vorbehalte. Godemann und Hauth machen deutlich, dass sich in ihrem Krankenhaus positive Effekte für die Behandlungsplanung, eine leitliniengerechte Therapie sowie die multidisziplinäre Arbeit ergeben haben. Sie betonen, dass in einem KIS implementierte Behandlungspfade rasch modifiziert und neuen Entwicklungen angepasst werden können.

S. WEINMANN wendet sich der Frage klinischer Routinedokumentation und Leitlinienkonformität zu. Er schildert Studien, in denen Leitlinienkonformität im Versorgungsalltag untersucht wurde, und geht auf die Bedeutung von Qualitätsindikatoren ein, die aus Leitlinien entwickelt werden. Er schildert Bemühungen um die Operationalisierung von Qualitätsindikatoren und die Qualitätsanforderungen an solche Indikatoren. Auch Abrechnungsdaten können in der Qualitätssicherung nützlich sein. Der Beitrag geht auf die Bedeutung der Case-mix-Adjustierung sowie auf statistische Benchmarks ein. Die Schilderung von Gesamtinanspruchnahme oder Behandlungsprozessen kann in manchen Fällen durch Daten der Routinedokumentation erfolgen, die Darstellung von Behandlungsprozessen erfordert andere Datenquellen (z. B. Therapeutenbefragung), auch unabhängige Datenerhebungen können den Qualitätssicherungsprozess unterstützen.

T. MESSER, G. LAUX und M. SCHMAUSS gehen in ihrem Beitrag auf die Verwendung von Routinedaten und BADO-Daten zur Beschreibung und Optimierung klinischer Psychopharmakotherapie ein. Sie schildern Zusatzmodule zur Psychopharmakotherapie, die in verschiedenen psychiatrischen Kliniken bereits im Einsatz sind. Stärken solcher Zusatzmodule sind die Abbildung des Verschreibungsverhaltens, klare Erkenntnisse zur Entlassmedikation, zu Unterschieden im Verschreibungsverhalten nach Alter und Geschlecht sowie zur Behandlungsrealität in einzelnen Diagnosegruppen. Auch die Darstellung unerwünschter Arzneimittelwirkungen ist eine wichtige Domäne solcher BADO-Zusatzmodule. Regelmäßige Auswertungen und Rückmeldungen in die Klinik erscheinen wichtig, um die in solchen Datensätzen liegenden Möglichkeiten für eine klinisch-psychopharmakologische Qualitätssicherung zu nutzen.

C. ROICK zeigt anhand von drei AOK-geförderten Projekten, dass Routinedaten als Qualitätsindikatoren eine wichtige Rolle spielen, da sie ein Datenfundus sind, der eine kontinuierliche Qualitätssicherung ohne zusätzlichen Aufwand für die Leistungserbringer ermöglicht. Das QSR-Projekt (Qualitätssicherung der stationären Versorgung mit Routinedaten), aber auch die Qualitätsindikatoren für die hausärztliche Versorgung und die integrierte Versorgung schizophren Erkrankter basieren zum großen Teil auf Daten, die von den Leistungserbringern ohnehin erfasst werden. Neben dem Aufwand der Datenerhebung ist die Validität der Messwerte wesentlich, die eine sorgfältige Dokumentation und eine adäquate Risikoadjustierung erfordert. Da Routinedaten in der Psychiatrie nur begrenzt Informationen über die Ergebnisqualität vermitteln, sollte eine umfassende Qualitätssicherung auch Ergebnisindikatoren berücksichtigen, die bei Patientenbefragungen erhoben werden.

H. H. KÖNIG und A. KONOPKA diskutieren Routinedaten aus einer gesundheitsökonomischen Perspektive. Sie schildern methodische Ansätze der Kostenmessung in gesundheitsökonomischen Evaluationen; zur Kostenmessung kommen häufig hoch aggregierte Inanspruchnahme- oder Kostendaten zur Anwendung. Bei vielen Fragestellungen muss jedoch auch der individuelle Ressourcenverbrauch einzelner Patienten erfasst werden, für Kosteneffektivitätsanalysen bedarf es eines solchen Bottom-up-Ansatzes. Routinedaten hingegen kommen für Top-down-Krankheitskostenstudien in Frage. Die Autoren schildern aktuell verfügbare Daten wie beispielsweise die Krankheitskostenrechnung des Statistischen Bundesamtes. Sie weisen auf die Bedeutung patientenbezogener, einrichtungsübergreifender und episodenübergreifender Routinedaten für Kosteneffektivitätsanalysen hin. Auch präferenzbasierte Bewertungen gesundheitlicher Effekte durch Probanden sowie indirekte Verfahren, z. B. in Form von Lebensqualitätsfragebögen können wichtige Beiträge leisten.

H. KUNZE macht deutlich, dass der personenzentrierte Ansatz im Verständnis von Behandlungsprozessen und bei deren Dokumentation neue Forderungen mit sich bringt. Diese betreffen die personenbezogene Sicht auf Behandlungsprozesse jenseits der institutionellen und Kostenträgergrenzen. Er sieht einen wichtigen Beitrag der International Classification of Functioning, Disability and Health (ICF) der WHO mit ihrem Konzept des Lebensfeldbezugs und der Krankheitsfolgen. Er nimmt Bezug auf den Integrierten Behandlungs- und Rehabilitationsplan (IBRP), welcher einen personenbezogenen, einrichtungs- und leistungsträgerübergreifenden Hilfeplan im Blick hat. Er fordert personenbezogen organisierte, Leistungserbringer- und leistungsträgerübergreifende Daten in der psychiatrisch-psychotherapeutischen Versorgung.

Schließlich diskutiert H. HAUSNER die gesundheitspolitische Perspektive auf Routinedaten und die Aufgaben der Basisdokumentation. Er schildert das differenzierte System der Psychiatrieplanung in der Bundesrepublik Deutschland, benennt die Wichtigkeit der Bundesländer in der Psychiatrieplanung und schildert die oft aus einem spezifischen politischen Auftrag entstandenen administrativen Datenerhebungsprozesse. Er benennt die Grenzen solcher Datenerhebungen, die in der Regel ohne klare methodische Vorgaben erfolgen. Dies führt zu heterogenen und begrenzt validen Daten. Der Beitrag macht deutlich, wie wichtig aus dieser Perspektive eine kontinuierliche, wissenschaftlich begleitete Routinedatenerhebung in der Psychiatrie ist, um eine strategische Psychiatrieplanung zu ermöglichen. Dem zusätzlichen Aufwand bei den Leistungserbringern stehen andererseits erweiterte Argumentations- und Einflussmöglichkeiten gegenüber.

Die Beiträge des Buches machen deutlich, dass viel Arbeit zu Routinedaten in Psychiatrie und Psychotherapie geleistet worden ist. Verschiedene Instrumente kommen in unterschiedlichen Segmenten des Versorgungssystems zum Einsatz, eine ganze Reihe wissenschaftlicher Arbeiten sind auf der Grundlage von BADO-Daten entstanden. Auch werden Routinedaten in der klinischen Berichterstattung und in Qualitätsberichten verwendet. Verschiedene konzeptuelle Ansätze wie die sektorübergreifende Dokumentation, die Erfassung der Leitlinienkonformität der Versorgung, die Entwicklung von Qualitätsindikatoren und der Begriff der Personenzentrierung wurden entwickelt. Jedoch fehlt bislang ein Gesamtkonzept zur Verwendung von Routinedaten, welches die Anforderungen der Machbarkeit, hinreichender Differenziertheit und einer klaren Ziel- oder Leitlinienorientierung erfüllt.

Der Blick über die Grenzen kann in diesem Zusammenhang hilfreich sein: Die OECD hat bereits im Jahre 2004 eine Liste von zwölf gut operationalisierbaren Qualitätsindikatoren im Bereich „Mental Health" erarbeitet [10]. Die Auswahl dieser Indikatoren bezieht explizit die Voraussetzung der Ableitbarkeit aus Routinedaten ein und umfasst die Bereiche Nachhaltigkeit der Versorgung, Versorgungskoordination, Behandlung und patientenrelevanter Outcome. Sie sollen dem internationalen Vergleich von Gesundheitssystemen dienen; daher scheinen sie teilweise etwas „grobmaschig", wenn beispielsweise als einziger „Outcome"-Parameter die Mortalität angegeben wird. Allerdings ist hier auch die Notwendigkeit einer internationalen Verfügbarkeit der zu erhebenden Indikatoren zu berücksichtigen. Eine jüngste Erhebung der OECD in 23 Ländern zeigt die große Variabilität der zur Verfügung stehenden Datensets im Bereich psychischer Störungen [5]. Die folgenden drei Indikatoren scheinen unter Aspekten der verfügbaren Daten am ehesten zu internationalen Vergleichszwecken geeignet und verfügbar zu sein:
- Krankenhauswiederaufnahmerate,
- Mortalität,
- Behandlungsdauer bei substanzabhängigen Störungen.

Trotz dieser methodischen Einschränkungen kann das Projekt eine Richtschnur für die Entwicklung nationaler Indikatoren für den Bereich der psychischen Störungen in Deutschland sein, um frühzeitig auch die internationale Vergleichbarkeit der zu erhebenden Daten zu berücksichtigen. Fragen der Qualitätssicherung im Bereich der Psychotherapie sollten dabei nicht ausgespart werden, was sich jedoch im internationalen Vergleich aufgrund eines Mangels an etablierten Indikatoren und Daten als schwierig erweist [6].

In den USA wurde bereits im Jahre 2007 eine erlösrelevante Erfassung von Qualitätsindikatoren im Medicare-System implementiert („Physician Quality Reporting Initiative"), die mittlerweile 153 Indikatoren auflistet (die nicht alle komplett erfasst werden müssen). Aus dem Bereich der psychischen Störungen können beispielsweise im Jahre 2009 die folgenden Indikatoren gemeldet werden:

- Prozentsatz aller Patienten über 18 Jahren mit einer neuen Episode einer Depression, die über zwölf Wochen eine medikamentöse antidepressive Therapie erhalten haben,
- Prozentsatz aller Patienten über 18 Jahren mit einer vom berichtenden Arzt neu diagnostizierten Depression, bezogen auf alle Patienten mit einer Depression,
- Prozentsatz aller Patienten über 18 Jahren mit einer Diagnose einer Depression, bei denen das Suizidrisiko ermittelt wurde,
- Prozentsatz aller Patienten über 18 Jahren, bei denen ein Depressionsscreening inklusive Follow-up-Untersuchungen bei positivem Testresultat durchgeführt wurde.

Das System wurde erstmals im zweiten Halbjahr 2007 eingeführt und es nahmen zirka 15% aller Medicare-Anbieter daran teil. Etwa die Hälfte aller Teilnehmer erfüllte die Kriterien für eine erfolgreiche Qualitätssicherung und erhielt einen 1,5%igen Aufschlag auf die Vergütung, dies entsprach 36 Mio. US-Dollar. Der Aufschlag wurde mittlerweile auf 2% der Vergütungssumme erhöht (weitere Informationen unter http://www.cms.hhs.gov/pqri/).

In Italien wurde ein leitlinienorientiertes Dokumentationssystem für die Behandlung schizophrener Störungen entwickelt. Es orientiert sich an den „NICE Schizophrenia Guidelines" aus Großbritannien [12, 14]. Die NICE-Leitlinie zur Schizophrenie wird in Qualitätsbeurteilungen zu Schizophrenieleitlinien gut bewertet [4]. Die Beurteilung des Evidenzlevels von Behandlungsangeboten ist konstitutiv für die NICE-Leitlinie, welche auch das Konzept von Qualitätsindikatoren einbezieht. Ein Beispiel ist der Anteil von Patienten, die eine Behandlung mit einem atypischen Antipsychotikum erhalten [1]. Carrà et al. [3] schildern die Anpassung und Implementierung der „NICE Schizophrenia Guideline" in Italien. An die „NICE Schizophrenia Guidelines" angelehnt soll das so genannte SIEP-DIRECT-Programm („discrepancy between routine practice and evidence in psychiatric community treatments on schizophrenia") [12] in Italien

- die Kluft zwischen Forschung und klinischer Praxis in psychiatrischen Diensten der so genannten „dipartimenti di salute mentale" (DSM) überwinden [2],
- Diskrepanzen zwischen Routinepraxis und leitlinienorientierter Behandlung untersuchen,
- die Gründe für solche Diskrepanzen verstehen helfen und
- eine Kultur der vermehrten Implementierung evidenzbasierter Praxis fördern.

Das Projekt wurde multizentrisch in 19 „dipartimenti di salute mentale" durchgeführt. Es ist eine aus der Forschung kommende Initiative mit dem Ziel, in den gemeindepsychiatrischen Diensten evidenzbasierte Praxis zu stärken. Auch hier wird die Rolle von Indikatoren betont. Als Vorläufersysteme werden „mental health report cards" (USA), „performance indicators for mental health trusts" (UK), „European community health indicators" (EU) und „healthy people 2010" (USA) erwähnt [12].

Berichte aus Großbritannien machen deutlich, dass es auch dort schwer fällt, einen Satz psychiatrisch relevanter Routinedaten („minimum data set") landesweit zu erheben [9]. Einige Berichte haben sich mit der Nutzung von Outcomeparametern in der Routineversorgung in UK beschäftigt [7, 8]. Sie kommen zu dem Schluss, dass die Mehrheit der Psychiater in der Alltagsarbeit keine Outcomemaße dokumentieren. Hilfebedarf und psychosoziale Probleme wurden selten standardisiert erhoben. Von der „health of the nation outcome scale" (HoNOS) wird berichtet, dass sie einen Platz in der Outcomemessung in Großbritannien gefunden hat. Allerdings habe sich die Hoffnung, dass der HoNOS in psychiatrischen Diensten oder Anbietertrusts erhoben würde, nicht erfüllt [7, 8]. Ein aktuelles systematisches Review ergibt, dass Outcomemanagement (Rückmeldung von Behandlungsoutcome an Patienten/Behandler im Therapieprozess) positive Auswirkungen auf das Behandlungsoutcome haben kann [11]. Hingegen ist nicht belegt, dass sich die letztgenannten Effekte in die Routineversorgung übertragen lassen.

Dass die Erfassung von Routinedaten zu Zwecken der Qualitätssicherung auch in die Klassifikation psychischer Störungen einfließen könnte, zeigt ein Editorial von First und Mitarbeitern [4], die vorschlagen, im DSM-V die bekannten R- und Z-Codes der ICD-10 zur Beschreibung von anderweitig nicht klassifizierbaren Symptomen und Gesundheitsproblemen zu übernehmen und durch eine sechste Stelle zu erweitern. An dieser sechsten Stelle soll kodiert werden, ob das entsprechende Symptom bzw. Gesundheitsproblem untersucht wurde und – falls es vorhanden war – ob es „signifikant" war, beim „follow-up" nochmals untersucht werden sollte und ob eine Behandlung begonnen wurde.

Der mit einem solchen System verbundene Dokumentationsaufwand wäre immens, würde aber eine sehr genaue Dokumentation nicht nur der vorhandenen Gesundheitsstörungen, sondern auch der diagnostischen und/oder therapeutischen Reaktion des Behandlers erlauben. Dieses System kommt dem ICF-System sehr nahe. Es wäre wünschenswert, alle diese Systeme zu vereinheitlichen, um bei Wechseln beispielsweise vom kurativen in den rehabilitativen Sektor Umkodierungen zu vermeiden.

Die internationale Literatur gibt Hinweise darauf, dass Leitlinienimplementierung und Qualitätsmanagement das Patientenoutcome positiv beeinflussen können. Allerdings erfordert dies komplexe, gut durchdachte Strategien – positive Effekte auf das Patientenoutcome sind nicht „garantiert" [13, 16]. Somit kommen der Versorgungsforschung wichtige Aufgaben zu, die Erstellung von Routinedatensätzen in der psychiatrisch-psychotherapeutischen Versorgung zu begleiten und die Auswirkungen ihres Einsatzes in Studien, Pilotprojekten und der Routineversorgung gründlich zu evaluieren. Es besteht Konsens, dass für Qualitätsmanagement und „clinical governance" die Datengewinnung in der Routineversorgung wichtig ist [15].

Wie kann es weitergehen? In einem strukturierten Reviewprozess sollten unter Berücksichtigung der internationalen Entwicklungen und Erfahrungen die für unser Versorgungssystem relevanten Indikatoren nach festgelegten Auswahlkriterien wie Bedeutung für die Versorgung, Leitlinienorientierung, Wissenschaftlichkeit und Machbarkeit ausgewählt werden. Ein Konsens der beteiligten Institutionen, Kostenträger und Fachgesellschaften erscheint dabei ebenso wichtig wie die Berücksichtigung der Anliegen von Patienten und Angehörigen. Aufgabe der Deutschen Gesellschaft für Psychiatrie, Psychotherapie und Nervenheilkunde (DGPPN) als wissenschaftlicher Fachgesellschaft wird es dabei sein, die Arbeit an Routinedatensätzen, Studien zur Güte der vorgelegten Erhebungsinstrumente und zur Vertiefung des Wissens über Qualitätsindikatoren in der Psychiatrie voranzutreiben und zu koordinieren. Für die DGPPN hat dieses Projekt hohe Priorität. Die Fachgesellschaft ist zur Erreichung dieses Ziels bereit, mit allen relevanten Akteuren der Selbstverwaltung und darüber hinaus im gesamten psychiatrisch-psychotherapeutischen Versorgungssystem zusammenzuarbeiten. Bei diesen Bemühungen sollte immer das Ziel einer Optimierung der Versorgung von Menschen mit psychischen Störungen im Auge behalten werden. Die Entwicklung eines modular aufgebauten, personenbezogenen und sektorübergreifenden Sets von Routinedaten wird einen wichtigen ersten Zwischenschritt auf dem Weg zu diesem Ziel darstellen.

Literatur

1. Baillie N, Bent N, Leng G, Kendall T, Shackleton B (2008) Editorial: NICE guidelines series and the role of indicators. Epidemiologia e Psichiatria Sociale 17 (4):254–257
2. Becker T, Hoffmann H, Puschner B, Weinmann S (2008) Versorgungsmodelle in Psychiatrie und Psychotherapie. In: Gaebel W, Müller-Spahn F (Hrsg) Diagnostik und Therapie psychischer Störungen. W Kohlhammer, Stuttgart
3. Carrà G, Segagni Lusignani G, Sciarini P, Barale F, Marinoni A, Clerici M (2008) And how shall we deal with adaptation and implementation of NICE schizophrenia guidelines in Italy? Much more than just cutting a good figure. Epidemiologia e Psichiatria Sociale 17(4):258–262
4. First MB, Pincus HA, Schoenbaum M (2009) Issues for DSM-V: adding problem codes to facilitate assessment of quality of care. American Journal of Psychiatry 166:11–13
5. Garcia Armesto S, Medeiros H, Wei L (2008) Information availability for measuring and comparing quality of mental health care across OECD countries. OECD Health Technical Papers 20. OECD, Geneva
6. Gaebel W, Weinmann S, Sartorius N, Rutz W, McIntyre JS (2005) Schizophrenia practice guidelines: international survey and comparison. British Journal of Psychiatry 187:248–255
7. Gilbody SM, House AO, Sheldon TA (2002) Psychiatrists in the UK do not use outcomes measures. National survey. British Journal of Psychiatry 180:101–103
8. Gilbody SM, House AO, Sheldon T (2002) Routine administration of Health Related Quality of Life (HRQoL) and needs assessment instruments to improve psychological outcome – a systematic review. Psychological Medicine 32: 1345–1356
9. Glover G (2007) Adult mental health care in England. European Archives of Psychiatry and Clinical Neuroscience 257:71–82
10. Hermann R, Mattke S and the Members of the OECD Mental Health Care Panel (2004) Selecting indicators for the quality of mental health care at the health systems level in OECD countries. OECD Health Technical Papers 17. OECD, Paris
11. Knaup C, Kösters M, Schöfer D, Becker T, Puschner B (2009) Effect of feedback of treatment outcome to professionals or patients of the quality of mental health care: meta-analysis. British Journal of Psychiatry (in press)
12. Ruggeri M (2008) Guidelines for treating mental illness: love them, hate them. Can the SIEP-DIRECT'S project serve in the search for a happy medium? Epidemiologia e Psichiatria Sociale 17(4):270–277
13. Schneider F, Härter M, Brand S, Sitta P, Menke R, Hammer-Filipiak U, Kudling R, Heindl A, Herold K, Frommberger U, Hetzel G, Witt G, Wolfersdorf M, Berger M, Gaebel W (2005) Adherence to guidelines for treatment of depression in inpatients. British Journal of Psychiatry 187:462–469
14. Semisa D, Lora A, Morosini P, Ruggeri M (2008) Il Progetto SIEP-DIRECT'S sulle discrepanze fra pratiche di routine ed evidenze nel trattamento della schizofrenia. Il disegno dello studio, gli indicatori e la metodologia. Epidemiologia e Psichiatria Sociale 17(4):278–290
15. Sugarman P (2007) Governance, strategy and innovation in mental health. Psychiatric Bulletin 31:283–285
16. Weinmann S, Kösters M, Becker T (2007) Effects of implementation of psychiatric guidelines on provider performance and patient outcome. Systematic review. Acta Psychiatrica Scandinavica 115:420–433

Sachverzeichnis

A

ABC-Studie 2
ADT-Schnittstellen 44
Agency for Health Care Policy and Research (AHCPR) 59
Agentur für Arbeit (AA) 30
Altenheim 9
AmBADO 1
Amtsgericht 8
Amtsgerichtdaten 8
Amtsgerichtstatistiken 9
Angebotsentwicklung 34
Ansatz
– maßnahmebezogener 94
– personenzentrierter 94
Anwenderbefragung 4
AOK-Bundesverband 78
AOK, Wissenschaftliches Institut 78
AOLG 97
AQUA-Institut 81
Arbeitskreis der Chefärzte psychiatrischer Abteilungen und Allgemeinkrankenhäuser in Deutschland (ACKPA) 17
Arbeitsfähigkeit 80
Arzneimittelwirkung, unerwünschte (UAW) 74
attrition bias 67

B

Basisdokumentation, psychiatrische (BADO) 1
– AmBADO 1
– BADO-K 1
– BADO-K 38
– CL-BADO 1
– DGPPN-BADO 1
– DPGN-BADO 1
– Psy-BADO 1
– PsyBaDo-PTM 1
Behandlungsepisoden 21, 78
Behandlungsergebnisse 5
Behandlungskontinuität 5
Behandlungsleitlinien 58
Behandlungspfade 52
Belegungsstatistik 25
Benchmark 3
– statistische 66
Beratungsstellen 38
Bericht über die Lage der Psychiatrie in der Bundesrepublik Deutschland 100
Berliner Lebensqualitätsprofil (BeLP) 41
Berufsverband
– BDN 45
– BVDN 45
– BVDP 45
Beschwerdemanagement 26
Betreuungsgesetz 7
Bettenmessziffer 18
Bewertungsmaßstab, einheitlicher (EBM) 45
Bundesagentur für Arbeit 38
Bundesländer 32

C

Camberwell Assessment of Need (CAN) 41
Case-mix-Adjustierung 65
CGI 1
Chronizitätsindizes 34
CL-BADO 1
clinical governance 113
Controlling 75

D

Datenschutz 32
Datensets, sektorübergreifende 4
detection bias 67
Deutsche Gesellschaft für Psychiatrie, Psychotherapie und Nervenheilkunde (DGPPN) V
Deutscher Rentenversicherungsbund, Peer-Review-Verfahren 25
Deutscher Bundestag, Ausschuss für Gesundheit 100
DGPPN-BADO 1
Diagnosestatistik 19
Dienste, sozialpsychologische 38
dipartimenti di salute mentale (DSM) 112
Disease-Management-Programme 59
DPGN-BADO 1
DRG-System 54

E

EBIS-System 38
Entgeltsystem VI, 94
Entlassungsbericht 25
Entlassungsvorbereitung 34
Ergebnismessung 53, 54
Ergebnisqualität 1, 84
Europäische Union 99
Evaluation, personenzentrierte 4
Evidenz
- Evidenzbasis 58
- Evidenzniveau 58
- Evidenzquellen 58

F

Fachkrankenhäuser 17
Fallbesprechung 34
Fallzahlen 15
Fokusgruppe 81
Freistaat Sachsen 41

G

GAF 1
Gesetzgeber 53
Gesundheitsberichterstattung 3
Gesundheitsministerkonferenz (GMK) 101
Gesundheitsökonomie 87
- Bottom-up-Ansatz 89
- gesundheitsökonomische Evaluation 87
- Kosten
-- direkte 88
-- indirekte 88
- Kosteneffektivitätsanalysen 87
- Krankenkassendaten 90
- Krankheitskostenstudien 87
- Leistungsbereiche 90
- Morbiditätskosten 88
- Mortalitätskosten 88
- präferenzbasierte Bewertung 92
- Standard-gamble-Verfahren 92
- Time-trade-off-Verfahren 92
- Top-down-Ansatz 89
Greenpaper 100
Grundlagen, rechtliche 7

H

Hausarztpraxen 82
Hausbesuche 34
Health Care Quality Indicators Project (HCQI) 5
Health of Nations Outcome Scales (HoNOS) 41
Heimbewohner 9
high utilizer 2
Honorarentwicklung 45

I

IBRP-Konzept 98
ICF-Konzept 97
Institut für Gesundheits- und Sozialforschung GmbH 45
Institut für Qualität und Wirtschaftlichkeit im Gesundheitswesen (IQWiG) 97
Institut für Versorgungsevaluation 102
Institutsambulanzen, psychiatrische (PIA) 31
Integrierte Behandlungs- und Rehabilitationsplan (IBRP) 41
Ist-Soll-Kennziffer 53

J

Joint Commission Accreditation of Healthcare Organization (JCAHO) 5

K

Kassenärztliche Bundesvereinigung 47
Kliniken für Psychiatrie und Psychotherapie an Allgemeinkrankenhäusern 17
Klinikinformationssystem (KIS) 20
Kompetenznetz Schizophrenie (KNS) 60
Konformität 60
Kontakt- und Beratungsstellen 38
Koordination 5
Kostenerfassung 53
Kostenträger 23, 79
Krankenhausnavigator 77
Krankenhausvergleiche 35
Krankenkassen 36, 53
Krankheitskosten 45
KTL-Statistik 25

L

Laborringversuche 26
Lebensqualität 4, 92
Leistungsdaten 19
Leistungsdokumentation 33
Leistungserbringer 23
Leistungskomplexe 95
Leitlinien, Konformitätsraten 59, 60
S3-Leitlinine Schizophrenie 60
Leitlinienorientierung 54

M

MDK 3
Medicare 111
Minimaldatensatz 22
minimum data sets 5
Module 4
Monitoring 25

N

NICE Schizophrenia Guidelines 111
Notfallbehandlung 34

O

OECD 5
off-label-use 76
Outcomeevaluation 4

P

Patientenakte, elektronische 21
Patientennachbefragung 29
Patientenstruktur
- standardisierte Mortalitätsraten (SMR) 79
- Tracer 79
Patientenzufriedenheit 4, 92
Patient-Outcomes-Research-Team-Gruppe (PORT) 59
Pay-for-performance-Ansatz 79
Perspektive, sektorenübergreifende 95
Pflegeheim 8
Pflegesätze 19
Pflichtversorgung 17
Pharmakovigilanzsystem 76
Physician Quality Reporting Initiative 111
PO-BADO 1
Polypharmazie 61
Prozess- und Ergebnisqualität 84
Prozessqualität 1, 53
Psy-BADO 1
PsyBaDo-PTM 1
Psychiatrieberichterstattung 3
Psychiatriepolitik 100
Psychiatriereform 32
Psychopharmaka
- Altersgruppe 74
- Antidepressiva 73
- Antipsychotika 73
- Geschlecht 74
- Zusatzmodell 71
Psych-PV VI, 95
public health 99

Q

QSR-Startereignis 80
QSR-Verfahren 78
- Sterblichkeitsrate 79
- Tracer 79
Qu@linet 82
Qualität 82
- Istwert 82
- Zielwert 82
Qualitätsberichte, strukturierte 3
Qualitätsindikatoren VI, 51, 61
- Bedeutsamkeit 84
- Datenquellen 63
- Handlungsrelevanz 84

– Machbarkeit 84
Qualitätsmanagement V
Qualitätsnachweise 27
Qualitätsratings 28
Qualitätssicherung V
– hausinterne 24
– sektorübergreifende 78
Qualitätssicherungsmaßnahmen, externe 25

R

recall bias 64
Referenzbereiche 50
Regionalbudgets 59
Regressionsanalyse 66
Rehabilitationseinrichtungen für psychisch Kranke (RPK) 38
Rehabilitationsforschung 25
Rentenversicherung (RV) 30
– deutsche 23
Research of Development Cooperation 81
Ressourcenverbrauch 54
Risikoadjustierung 51, 61
Risikomanagement 53

S

Schizophrenie 60
Schnittstellen 33
– ADT-Schnittstellen 44
selection bias 67
SGB IX 24
SGB V VI
SKID 2
Sozialhilfeträger 38
Standards 50
Statistisches Bundesamt 90
Stichtagserhebungen 19
Stratifizierung 65
Strukturdaten 18
Suizidalität 54
Supervision 24
Symptomcheckliste 29

T

Tagesstätten 38
Therapieevaluation 2
Therapieleitlinien 29
Therapieplanung 55
TÜV-Kontrolle 26

U

Überwachungsmodul 55
Unerwünschte Arzneimittelwirkung (UAW) 74
Unterbringung 7

V

Vereinigung, ärztliche 36
Vernetzung 34
Versorgung, integrierte 36
Versorgungsauftrag 18
Versorgungsforschung V
Versorgungsmodelle 81
Versorgungsqualität 85
Versorgungssystem 113
Versorgungszentren, medizinische 36
Verweildauer 18
Veteran Health Administration 67
– Wiederaufnahmeverfahren 67
Visitationen 24

W

Weiterbehandlung 37
Weltbank 100
Werkstätten für behinderte Menschen (WfbM) 38
WHO 99
Wiederaufnahme 5
Wiederaufnahmerate 80
Wirtschaftlichkeitsvereinbarung 35
Wissenschaftliches Institut der AOK 78
workflow 33
World Health Report 2001 100

Z

Zertifizierungsverfahren 3
Zielerreichungsgrad 66
Zwangseinweisung 7
Zwangseinweisung
– Quote 11
– Rate 11
Zwangsmaßnahmen 7, 9

GPSR Compliance

The European Union's (EU) General Product Safety Regulation (GPSR) is a set of rules that requires consumer products to be safe and our obligations to ensure this.

If you have any concerns about our products, you can contact us on

ProductSafety@springernature.com

In case Publisher is established outside the EU, the EU authorized representative is:

Springer Nature Customer Service Center GmbH
Europaplatz 3
69115 Heidelberg, Germany

www.ingramcontent.com/pod-product-compliance
Lightning Source LLC
LaVergne TN
LVHW021334080526
838202LV00003B/167